普通高等教育"十一五"国家级规划教材

全国高等医药院校药学类专业第三轮实验双语教材

中国药科大学"十四五"规划教材

U0741436

中药鉴定学实验与指导

Experiment and Guidance for Identification of Chinese Medicines

（供中药学类专业用）

主　　编　陈　君

副 主 编　杨　华　吴修红　陆　续

编　　者　（以姓氏笔画为序）

安　琳（广州中医药大学）　　　李会军（中国药科大学）

杨　华（中国药科大学）　　　　吴修红（黑龙江中医药大学）

张　蕾（中国药科大学）　　　　陆　续（中国药科大学）

陈　君（中国药科大学）　　　　赵　鹏（河南中医药大学）

中国健康传媒集团

中国医药科技出版社

内 容 提 要

本教材为"全国高等医药院校药学类专业第三轮实验双语教材"之一。全书共四章 23 个实验，内容围绕中药鉴定工作需要掌握的方法与技术编写，包括中药性状与显微鉴定实验、中药理化鉴别实验、中药分子鉴定实验和中药鉴定综合设计性实验。本教材既注重性状、显微和理化鉴定等基本鉴定技术的训练，又新增了中药特征图谱、DNA 分子鉴定等专属性鉴定实验内容，满足中药鉴定技术的实际发展需要。本教材还增加了药材 / 饮片的性状、显微特征图片等配套数字化内容，便于教师教学和学生掌握鉴定特征。本教材可作为医药院校、综合性院校中药学类专业的实验教材，也可作为医药行业工作者、中药鉴定相关考试与培训的参考用书。

图书在版编目（CIP）数据

中药鉴定学实验与指导 / 陈君主编 . -- 北京：中国医药科技出版社，2024.7. --（全国高等医药院校药学类专业第三轮实验双语教材）. -- ISBN 978-7-5214-4754-5

I. R282.5-33

中国国家版本馆 CIP 数据核字第 2024RF7558 号

美术编辑　陈君杞

版式设计　友全图文

出版　**中国健康传媒集团** | 中国医药科技出版社

地址　北京市海淀区文慧园北路甲 22 号

邮编　100082

电话　发行：010-62227427　邮购：010-62236938

网址　www.cmstp.com

规格　889 × 1194 mm $\frac{1}{16}$

印张　7

字数　205 千字

版次　2024 年 8 月第 1 版

印次　2024 年 8 月第 1 次印刷

印刷　北京盛通印刷股份有限公司

经销　全国各地新华书店

书号　ISBN 978-7-5214-4754-5

定价　**39.00 元**

获取新书信息、投稿、为图书纠错，请扫码联系我们。

前 言

中药鉴定学是一门实践性很强的学科。《中药鉴定学实验与指导》是《中药鉴定学》的配套教材。本教材以中药鉴定学课程教学大纲规定的实验内容为主，并结合中药鉴定技术实际发展做了必要的补充与扩展，使学生通过实践，除了能够牢固掌握中药鉴定学的基本概念、基本理论和基本实验技能外，还同时具备解决复杂性、系统性问题的研究创新能力。

本教材分为四章。第一章为"中药性状与显微鉴定实验"，主要包括各类常用中药的性状与显微鉴别方法，突出了传统经验鉴别方法的传承，整理的传统鉴定歌诀或术语帮助学生更容易地掌握中药性状特征要点。第二章为"中药理化鉴别实验"，主要包括一般理化鉴别、薄层色谱、特征图谱和水分、灰分及浸出物测定等常用理化鉴别内容。第三章为"中药分子鉴定实验"，对贵细药材和来源混乱的药材，开展专属性鉴别。第四章为"中药鉴定综合设计性实验"，主要包括常见易混淆中药饮片鉴别、未知中药材混合粉末鉴别、中成药的混伪品投料鉴定，通过可操作的综合设计性实验，为培养学生解决问题的能力和创新能力打下基础。

本教材还有机融合药材/饮片的性状、显微特征图片等数字化内容，便于教师教学和帮助学生更直观掌握鉴定特征。本教材为全国医药院校本科、专科的实验教学用书，也可作为相关专业的继续教育用教材或自学教材的参考书。使用时，各院校可根据自身的人才培养目标，并结合实验教学条件，选择适当的实验项目开展实验教学活动。

本教材的编写得到中国药科大学中药鉴定学课程教学团队的大力支持。中国药科大学生药学专业研究生余国鑫、吴明玉、周昊言、付加婷、宋新月等协助做了部分文字、图片校对工作，在此一并致以深深的谢意。

限于时间和水平，教材中难免存在许多不足，敬请各位同仁提出宝贵意见，以便今后修订完善。

编 者

2024 年 7 月

目 录

第四章　中药鉴定综合设计性实验

第一章　中药性状与显微鉴定实验

概　述

中药鉴定是指运用特定的分析方法和技术，对中药的品种和质量进行判定。中药鉴定的方法多种多样，主要包括基原鉴定、性状鉴定、显微鉴定、理化鉴定和分子鉴定等方法，各种方法各有其特点和适用对象。由于中药样品非常复杂，有完整的药材，也有饮片、破碎的药材或粉末，还有中药提取物、中成药等，常需要将多个鉴别方法配合使用，各鉴别项之间进行互相补充与佐证。性状鉴定和显微鉴定是中药鉴定的经典方法。

1. 性状鉴定　为通过眼看、手摸、鼻闻、口尝、水试、火试等方法，来鉴定药材的外观性状。在我国中医药学宝库中积累了丰富的性状鉴定经验，总结了很多形象生动的传统鉴别术语，具有简单、易行、迅速的特点。熟练地掌握性状鉴别方法非常重要，它是中药鉴定工作者必备的基本功之一。

2. 显微鉴定　是利用显微技术对药材（饮片及含药材粉末的制剂）进行显微分析，以确定其品种和质量的方法。显微鉴定主要包括组织鉴定和粉末鉴定。进行显微鉴定时，由于鉴定材料的不同（完整、破碎、粉末）和药用种类及药用部位的不同，选择的显微鉴定方法也不同。鉴定时，首先要根据观察的对象和目的，选择具有代表性的药材，制备不同的显微制片，然后依法进行鉴别。

一、性状鉴定基本方法

性状鉴定的内容一般包括药材的形状、大小、色泽、表面特征、质地、断面（折断面或切断面）及气味等特征。

1. 形状　形状是指药材和饮片的形态。①药材的形态与药用部位有关，观察时一般不需要预处理，如观察皱缩的全草、叶或花类，可先浸湿使软化后，展平。观察某些果实、种子类药材时，如有必要可浸软，取下果皮或种皮，以观察内部特征。②饮片的规格有片、段、块、丝等。

2. 大小　大小是指药材和饮片的长短、粗细（直径）和厚度。一般应测量较多的供试品，可允许有少量高于或低于规格的数值。测量时可用毫米刻度尺。对细小的种子或果实类，可将每10粒种子紧密排成一行，以毫米刻度尺测量后求其平均值。

3. 色泽　色泽是指日光灯下观察的药材和饮片颜色及光泽度。色泽通常能够反映药材的质量，每种药材常有自己特定的颜色，药材的颜色与其成分有关。如丹参色红、紫草色紫、玄参色黑者为佳，黄芩由黄变绿后质量降低。通常大部分药材的颜色不是单一而是复合的，如用两种色调复合描述色泽时，以后一种色调为主色，例如黄棕色，即以棕色为主色。

4. 表面特征　表面特征是指药材表面是光滑还是粗糙，有无皱纹、皮孔、毛茸或其他附属物等。

5. 质地　质地指药材和饮片的轻重、软硬、坚实、坚韧、疏松或松泡、致密、黏性、粉性、纤维性、绵性、角质性、油润性等特征。这与组织结构、细胞中所含的成分、炮制加工方法有一定的关系。

6. 断面　断面是指药材折断时的现象及其横切面的特征。①药材折断时注意观察是否易折、有无粉尘散落及折断面是否平坦，有无胶丝，是否分层，有无放射状纹理，包括断面的色泽和质地等，这些特征与组织构造、细胞内含物有密切的关系。②横切面的经验鉴别术语很多，如"菊花心""车轮纹"等。③断面可以反映出异常构造的特征，如大黄的"星点"；牛膝与川牛膝的"筋脉点"；何首乌的"云锦花纹"等，这些特征在鉴别药材及饮片时非常有意义。④通过断面可以区别单、双子叶植物及其药用部位：双子叶植物的根、根茎、茎有环状形成层和放射状环列的维管束，饮片切面可见环纹和放射状纹理；单子叶植物的根、根茎有环状内皮层，不具放射状纹理，维管束散列，饮片切面散有筋脉点，如莪术；木质藤本植物导管较粗大，饮片切面具"针眼"，如川木通、鸡血藤等。

7.气 有些药材有特殊的香气或臭气，这是由于药材中含有挥发性物质的缘故，也成为鉴别药材的重要特征之一。鉴定"气"时，可直接鼻嗅，对气味不明显的药材，可在折断、破碎、揉搓或用热水浸泡时进行。

8.味 味是指口尝中药的味觉，有酸、甜、苦、辣、咸、涩、淡等，与中药"四气五味"的味不同。药材的味感与其所含有的化学成分有关。每种药材的味感是比较固定的，对于鉴定药材具有重要意义，是衡量药材品质的标准之一。如果味感改变，就要考虑品种和质量是否有问题。口尝时一要注意取样的代表性，因为药材的各部分味感可能不同，如果实的果皮与种子，树皮的外侧与内侧，根的皮部与木部等；二要注意品尝方式，由于舌尖部对甜味敏感，近舌根部对苦味敏感，所以口尝时应在口里咀嚼约1分钟，使舌的各个部位都接触到药液，或加开水浸泡后尝浸出液。对有毒药材，应注意防止中毒。

9.水试 水试是利用某些药材在水中或遇水发生沉浮、溶解、变色、透明度改变及黏性、膨胀性、荧光等特殊现象进行鉴别药材的一种方法。如西红花加水浸泡后，水浸液呈金黄色，药材不变色；秦皮水浸液在日光下显碧蓝色荧光；葶苈子、车前子等加水浸泡，则种子变黏滑且体积膨胀；哈蟆油用温水浸泡，膨胀度不低于55。这些现象常与药材中所含有的化学成分或其组织构造有关。

10.火试 火试是利用某些药材用火烧产生特殊的气味、颜色、烟雾、闪光或响声等现象鉴别药材的一种方法。如降香微有香气，点燃则香气浓烈，有油状物流出，灰烬白色；海金沙火烧有爆鸣声且有闪光；青黛火烧产生紫红色烟雾等。

以上所述，是药材性状鉴定的基本顺序和内容，在描述中药的性状时，要全面而仔细地观察这些方面，但对不同药材各项取舍可以不同。

二、显微鉴定基本方法

显微鉴定一般是通过制作中药的组织切片或粉末片、解离组织片，表面制片等，观察其细胞分子或内含物的特征。根据制作方法和保存的需要，分为临时制片、半永久制片和永久制片。其中，临时制片技术分类如下。

1.横切或纵切制片 适用于观察药材组织构造及其细胞特征。

【制片方法】选取药材适当部位切成10~20μm薄片，用水合氯醛试液、稀甘油试液等适宜试液处理后，观察组织构造和细胞及其内含物。组织切片的方法有徒手切片法、滑走切片法、石蜡切片法、冰冻切片法等。其中以徒手切片法最为简单、快速，其制片方法为，将药材切成2~3cm的小段，用拇指、食指和中指夹住材料，下端用无名指托住，另一手持刀片，自左向右移动手腕，牵曳切片，动作轻而快，力求切片而完整。取载玻片滴加稀甘油，用镊子将切片移于其上，加稀甘油装片观察。或将薄片滴加水合氯醛加热透化，再加稀甘油封藏。

2.表面制片 适用于鉴定叶、花、果实、种子、全草类药材，可取叶片、萼片、花冠、果皮、种皮制成表面片，观察表皮细胞、气孔、毛茸等。

【制片方法】将材料用水润湿后，用镊子夹住叶片等的表面，轻轻撕去表皮层，使上表面朝上置于载玻片上，加适宜的试液装片，观察各部位的表皮特征。

3. 整体透化装片 多用于叶类或花类药材，观察腺毛、非腺毛及花粉粒等显微特征，避免出现有些组织在粉末中破碎或不完整而影响观察。

【制片方法】经预处理后切或剪取实验材料约4mm²，如花冠、叶表面等，将欲观察面置于玻片上方；滴加水合氯醛加热透化5~6次制片，滴加稀甘油，盖上盖玻片，吸去多余水分。

4. 粉末制片 适用于观察中药粉末的细胞结构、组织特征和后含物等微观形态。粉末状药材可选用水合氯醛试液、蒸馏水、斯氏液、稀甘油或甘油醋酸试液等处理后观察。水合氯醛液装片透化的目的是溶解淀粉粒、蛋白质、叶绿体、树脂、挥发油等，并使已收缩的细胞膨胀，使细胞的形态清晰、便于观察。

【制片方法】取粉末少许置载玻片上，滴加水合氯醛液，在小火焰上微微加热透化，加热时须续加水合氯醛液至透化清晰为度。为避免放冷后析出水合氯醛结晶，可在透化后滴加稀甘油少许，再加盖玻片。如观察细胞中的淀粉粒、脂肪油滴、色素颗粒等，可以直接采用蒸馏水、斯氏液、稀甘油或甘油醋酸试液装片观察；如观察细胞中的菊糖，可以滴加水合氯醛，不加热，直接装片观察。具体如下：

（1）水装片或斯氏液装片：适用于观察淀粉粒、菌丝团。如可取黄芪、茯苓粉末少许，用蒸馏水制片，黄芪粉末观察淀粉粒的类型、形状，茯苓粉末观察菌丝团显微特征。

（2）水合氯醛或乙醇装片（不可加热）：适用于观察菊糖。如可取党参、苍术粉末少许，用水合氯醛或乙醇制片，观察菊糖显微特征。

（3）水合氯醛加热透化装片：适用于除淀粉粒、菊糖以外的组织、细胞、细胞后含物的观察。可取黄芪粉末少许，水合氯醛透化制片，观察纤维、导管、木栓细胞等显微特征。

5. 解离制片 适用于组织结构紧密、不易直接观察的药材，如纤维、导管、管胞、石细胞等细胞彼此不易分离的组织，可用化学试剂使组织中各细胞间的细胞间质溶解，使细胞分离。根据选用的解离试剂，可分为氢氧化钾法、硝铬酸法或氯酸钾法等。

三、显微图的表示及绘制要点

显微绘图是中药鉴定的一项基本技能，包括组织构造显微简图和粉末显微详图。

1. 组织构造显微简图 组织构造显微简图是一种简化的植物组织结构示意图，它通过绘制药材在显微镜下的细胞和组织特征，帮助人们更好地理解和学习中药的组织结构。

【绘制要点】①准确表示组织中各部位的范围和界限以及重要特征所在位置，细胞和组织的边界要明确、比例相符、形状相似、结构清楚。②采用通用的植物学绘图符号，如用不同的线条表示细胞壁的厚度，用点状、条纹或网格等图案表示细胞内含物等（图1-1）。③统一在简图右侧以不交叠的等长直线标明重要的组织或细胞特征，如木栓层、皮层、导管、纤维等，并加上必要的注释说明。

2. 粉末显微详图 粉末显微详图是描绘药材粉末中具有鉴定意义的特征图，如石细胞、纤维、木细胞、导管、毛茸、气孔、表皮细胞、油细胞、乳汁管、分泌腔、结晶、花粉粒、淀粉粒等。观察粉末时应注意不同角度的细胞特征形态都应注意识别，选择具有鉴定意义的形态特征如实描绘。要求徒手作图，线条清晰，主要特征突出，形态自然。

【绘制要点】①粉末显微详图的组成一般包括图、图注、图题三个部分。图注要求在图中的适宜位置向右侧画直线（或折线）并对齐，然后标注或编号后在图题下方进行标注；图题要求准确而精炼。②各组织、细胞等紧凑地布局在一个无形的径向长方形内，真实反映组织的宽窄或细胞数量的多寡。

③同图各组织、细胞及内含物比例须一致，绘图线条应清晰，粗细应能反映出细胞壁的厚薄等区别。

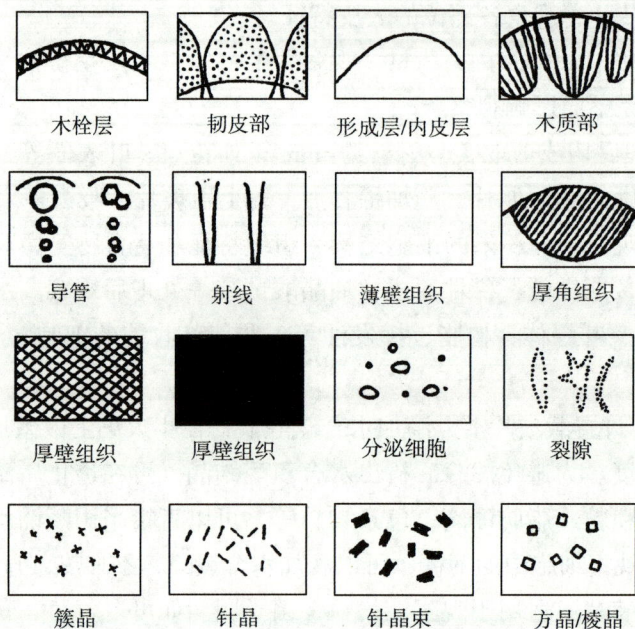

图1-1　植物组织显微特征的简图表示法

实验一 根及根茎类中药的性状与显微鉴定（1）

图片

实验目的与要求 •••

1. **掌握** 根及根茎类药材的性状和显微鉴定方法；绵马贯众等药材及饮片的性状特征；绵马贯众、人参、当归、甘草、白芍的显微特征。
2. **熟悉** 双子叶植物根的典型组织构造。

实验仪器、试剂及材料 •••

1. **仪器** 生物显微镜、镊子、解剖针、载玻片、盖玻片、酒精灯、刀片。
2. **试剂** 水合氯醛试液、稀甘油试液、斯氏液、蒸馏水、乙醇等。
3. **材料** 狗脊、绵马贯众、细辛、银柴胡、太子参、威灵仙、附子、白头翁、白芍、赤芍、升麻、防己、北豆根、延胡索、板蓝根、地榆、苦参、山豆根、甘草药材及饮片；绵马贯众（叶柄基部）、人参、当归、甘草横切面永久制片；人参、当归、甘草、白芍药材粉末。

实验内容 •••

一、药材性状特征观察

1. 狗脊 为蚌壳蕨科植物金毛狗脊 *Cibotium barometz*（L.）J. Sm. 的干燥根茎。秋、冬二季采挖，除去泥沙，干燥；或去硬根、叶柄及金黄色绒毛，切厚片，干燥，为"生狗脊片"；蒸后晒至六、七成干，切厚片，干燥，为"熟狗脊片"。

【性状】呈不规则的长块状，长 10～30cm，直径 2～10cm。表面深棕色，残留金黄色绒毛；上面有数个红棕色的木质叶柄，下面残存黑色细根。质坚硬，不易折断。无臭，味淡、微涩。生狗脊片呈不规则长条形或圆形，长 5～20cm，直径 2～10cm，厚 1.5～5mm；切面浅棕色，较平滑，近边缘 1～4mm 处有 1 条棕黄色隆起的木质部环纹或条纹，边缘不整齐，偶有金黄色绒毛残留；质脆，易折断，有粉性。熟狗脊片呈黑棕色，质坚硬。

【经验鉴别要点】金毛披满身，切面肉红显环纹，质虽坚硬片易折，补肝益肾又祛风。

2. 绵马贯众 为鳞毛蕨科植物粗茎鳞毛蕨 *Dryopteris crassirhizoma* Nakai 的干燥根茎和叶柄残基。

【性状】呈长倒卵形，略弯曲，上端钝圆或截形，下端较尖，有的纵剖为两半，长 7～20cm，直径 4～8cm。表面黄棕色至黑褐色，密被排列整齐的叶柄残基及鳞片，并有弯曲的须根。叶柄残基呈扁圆形，长 3～5cm，直径 0.5～1.0cm；表面有纵棱线，质硬而脆，断面略平坦，棕色，有黄白色维管束 5～13 个，环列；每个叶柄残基的外侧常有 3 条须根，鳞片条状披针形，全缘，常脱落。质坚硬，断面略平坦，深绿色至棕色，有黄白色维管束 5～13 个，环列，其外散有较多的叶迹维管束。气特异，味初淡而微涩，后渐苦、辛。

【经验鉴别要点】贯众如同刺猬形，叶柄残基遍全身，外表黄紫质较硬，解毒止血能杀虫。

3. 细辛 为马兜铃科植物北细辛 *Asarum heterotropoides* Fr. Schmidt var. *mandshuricum*（Maxim.）Kitag.、汉城细辛 *A. sieboldii* Miq. var. *seoulense* Nakai 或华细辛 *A. sieboldii* Miq. 的干燥根和根茎。

【性状】**北细辛** 常卷曲成团。根茎横生呈不规则圆柱状，具短分枝，长 1～10cm，直径 0.2～0.4cm；表面灰棕色，粗糙，有环形的节，节间长 0.2～0.3cm，分枝顶端有碗状的茎痕。根细长，密生节上，长 10～20cm，直径 0.1cm；表面灰黄色，平滑或具纵皱纹；有须根和须根痕；质脆，易折断，断面平坦，黄白色或白色。气辛香，味辛辣、麻舌。

汉城细辛　根茎直径0.1～0.5cm，节间长0.1～1cm。

华细辛　根茎长5～20cm，直径0.1～0.2cm，节间长0.2～1cm。气味较弱。

【经验鉴别要点】细辛根细味辛辣，卷团横生不规则。

4. **银柴胡**　为石竹科植物银柴胡 *Stellaria dichotoma* L. var. *lanceolata* Bge. 的干燥根。

【性状】呈类圆柱形，偶有分枝，长15～40cm，直径0.5～2.5cm。表面浅棕黄色至浅棕色，有扭曲的纵皱纹和支根痕，多具孔穴状或盘状凹陷，习称"砂眼"，从砂眼处折断可见棕色裂隙中有细砂散出。根头部略膨大，有密集的呈疣状突起的芽苞、茎或根茎的残基，习称"珍珠盘"。质硬而脆，易折断，断面不平坦，较疏松，有裂隙，皮部甚薄，木部有黄、白色相间的放射状纹理。气微，味甘。

【经验鉴别要点】银柴胡，皮甚薄，黄白间，味微甜。珍珠盘头银柴胡，质地松脆体较轻。断面花纹特明显，清热凉血疗骨蒸。

5. **太子参**　为石竹科植物孩儿参 *Pseudostellaria heterophylla*（Miq.）Pax ex Pax et Hoffm. 的干燥块根。

【性状】呈细长纺锤形或细长条形，稍弯曲，长3～10cm，直径0.2～0.6cm。表面灰黄色至黄棕色，较光滑，微有纵皱纹，凹陷处有须根痕。顶端有茎痕。质硬而脆，断面较平坦，周边淡黄棕色，中心淡黄白色，角质样。气微，味微甘。

【经验鉴别要点】太子参质硬脆，凹陷处须根十字纹。

6. **威灵仙**　为毛茛科植物威灵仙 *Clematis chinensis* Osbeck、棉团铁线莲 *C. hexapetala* Pall. 或东北铁线莲 *C. manshurica* Rupr. 的干燥根和根茎。

【性状】威灵仙　根茎呈柱状，长1.5～10cm，直径0.3～1.5cm；表面淡棕黄色；顶端残留茎基；质较坚韧，断面纤维性；下侧着生多数细根。根呈细长圆柱形，稍弯曲，长7～15cm，直径0.1～0.3cm；表面黑褐色，有细纵纹，有的皮部脱落，露出黄白色木部；质硬脆，易折断，断面皮部较广，木部淡黄色，略呈方形，皮部与木部间常有裂隙。气微，味淡。

棉团铁线莲　根茎呈短柱状，长1～4cm，直径0.5～1cm。根长4～20cm，直径0.1～0.2cm；表面棕褐色至棕黑色；断面木部圆形。味咸。

东北铁线莲　根茎呈柱状，长1～11cm，直径0.5～2.5cm。根较密集，长5～23cm，直径0.1～0.4cm；表面棕黑色；断面木部近圆形。味辛辣。

【经验鉴别要点】威灵仙皮皱心方，疙瘩飘长须，外皮木心易脱离，质脆易折色棕褐。

7. **附子**　为毛茛科植物乌头 *Aconitum carmichaelii* Debx. 的子根的加工品。

【性状】盐附子　呈圆锥形，长4～7cm，直径3～5cm。表面灰黑色，被盐霜，顶端有凹陷的芽痕，周围有瘤状突起的支根或支根痕。体重，横切面灰褐色，可见充满盐霜的小空隙和多角形形成层环纹，环纹内侧导管束排列不整齐。气微，味咸而麻，刺舌。

黑顺片　为纵切片，上宽下窄，长1.7～5cm，宽0.9～3cm，厚0.2～0.5cm。外皮黑褐色，切面暗黄色，油润具光泽，半透明状，并有纵向导管束。质硬而脆，断面角质样。气微，味淡。

白附片　无外皮，黄白色，半透明，厚约0.3cm。

【经验鉴别要点】附子附片黑与白，切面透明显筋脉，气微味淡有毒性，回阳救逆除寒湿。

8. **白头翁**　为毛茛科植物白头翁 *Pulsatilla chinensis*（Bge.）Regel 的干燥根。

【性状】呈类圆柱形或圆锥形，稍扭曲，长6～20cm，直径0.5～2cm。表面黄棕色或棕褐色，具不规则纵皱纹或纵沟，皮部易脱落，露出黄色的木部，有的有网状裂纹或裂隙，近根头处常有朽状凹洞。根头部稍膨大，有白色绒毛，有的可见鞘状叶柄残基。质硬而脆，断面皮部黄白色或淡黄棕色，木部淡黄色。气微，味微苦涩。

【经验鉴别要点】扭曲不直圆锥形，叶基层层白毛茸。外皮黄棕或棕黑，粗糙枯朽裂片形。表皮脱落呈网纹，断面木心淡黄色。皮部黄白或黄棕，气微味苦又微涩。

9. 白芍　为毛茛科植物芍药 *Paeonia lactiflora* Pall. 的干燥根。

【性状】呈圆柱形，平直或稍弯曲，两端平截，长5~18cm，直径1~2.5cm。表面类白色或淡棕红色，光洁或有纵皱纹及细根痕，偶有残存的棕褐色外皮。质坚实，不易折断，断面较平坦，类白色或微带棕红色，形成层环明显，射线放射状。气微，味微苦、酸。

【经验鉴别要点】质坚而实不易断，断面灰白或淡棕。木部放射菊花心，气无味酸苦味轻。以根粗长而均直，质实粉足为优等。

10. 赤芍　为毛茛科植物芍药 *Paeonia lactiflora* Pall. 或川赤芍 *P. veitchii* Lynch 的干燥根。

【性状】呈圆柱形，稍弯曲，长5~40cm，直径0.5~3cm。表面棕褐色，粗糙，有纵沟和皱纹，并有须根痕和横长的皮孔样突起，有的外皮易脱落。质硬而脆，易折断，断面粉白色或粉红色，皮部窄，木部放射状纹理明显，有的有裂隙。气微香，味微苦、酸涩。

【经验鉴别要点】赤芍红横凸皮孔，糟皮粉茬有香气。

11. 升麻　为毛茛科植物大三叶升麻 *Cimicifuga heracleifolia* Kom.、兴安升麻 *C. dahurica*（Turcz.）Maxim. 或升麻 *C. foetida* L. 的干燥根茎。

【性状】呈不规则的长形块状，多分枝，呈结节状，长10~20cm，直径2~4cm。表面黑褐色或棕褐色，粗糙不平，有坚硬的细须根残留，上面有数个圆形空洞的茎基痕，洞内壁显网状沟纹；下面凹凸不平，具须根痕。体轻，质坚硬，不易折断，断面不平坦，有裂隙，纤维性，黄绿色或淡黄白色。气微，味微苦而涩。

【经验鉴别要点】升麻毛茛结节状，上面茎洞网沟纹，下面凹凸须根痕，体轻质坚微苦涩。

12. 防己　为防己科植物粉防己 *Stephania tetrandra* S. Moore 的干燥根。

【性状】呈不规则圆柱形、半圆柱形或块状，多弯曲，长5~10cm，直径1~5cm。表面淡灰黄色，在弯曲处常有深陷横沟而成结节状的瘤块样。体重，质坚实，断面平坦，灰白色，富粉性，有排列较稀疏的放射状纹理。气微，味苦。

【经验鉴别要点】本品圆柱形薯状，弯曲形似"猪大肠"。表皮褐色或棕褐，外皮去净色淡黄。横面放射车轮纹，质坚断面粉性强。淡黄绿色维管束，气微味苦粉足良。

13. 北豆根　为防己科植物蝙蝠葛 *Menispermum dauricum* DC. 的干燥根茎。

【性状】呈细长圆柱形，弯曲，有分枝，长可达50cm，直径0.3~0.8cm。表面黄棕色至暗棕色，多有弯曲的细根，并可见突起的根痕和纵皱纹，外皮易剥落。质韧，不易折断，断面不整齐，纤维细，木部淡黄色，呈放射状排列，中心有髓。气微，味苦。

【经验鉴别要点】质韧细长圆柱形，皮易剥落心有髓，断面纤维苦车轮。

14. 延胡索　为罂粟科植物延胡索 *Corydalis yanhusuo* W. T. Wang 的干燥块茎。

【性状】呈不规则的扁球形，直径0.5~1.5cm。表面黄色或黄褐色，有不规则网状皱纹。顶端有略凹陷的茎痕，底部常有疙瘩状突起。质硬而脆，断面黄色，角质样，有蜡样光泽。气微，味苦。

【经验鉴别要点】延胡凹突黄蜡苦。

15. 板蓝根　为十字花科植物菘蓝 *Isatis indigotica* Fort. 的干燥根。

【性状】呈圆柱形，稍扭曲，长10~20cm，直径0.5~1cm。表面淡灰黄色或淡棕黄色，有纵皱纹、横长皮孔样突起及支根痕。根头略膨大，可见暗绿色或暗棕色轮状排列的叶柄残基和密集的疣状突起。体实，质略软，断面皮部黄白色，木部黄色。气微，味微甜后苦涩。

【经验鉴别要点】根头膨大横皮孔，暗绿柄基顶端生。断面金井玉栏状，较易断折质柔硬。嚼之味甜而后苦，霉干菜气为特征。

16. 地榆　为蔷薇科植物地榆 *Sanguisorba officinalis* L. 或长叶地榆 *S. var. longifolia*（Bert.）Yü et Li 的干燥根。后者习称"绵地榆"。

【性状】地榆　呈不规则纺锤形或圆柱形，稍弯曲，长5～25cm，直径0.5～2cm。表面灰褐色至暗棕色，粗糙，有纵纹。质硬，断面较平坦，粉红色或淡黄色，木部略呈放射状排列。气微，味微苦涩。

绵地榆　呈长圆柱形，稍弯曲，着生于短粗的根茎上；表面红棕色或棕紫色，有细纵纹。质坚韧，断面黄棕色或红棕色，皮部有多数黄白色或黄棕色绵状纤维。气微，味微苦涩。

【经验鉴别要点】皮黑肉黄味苦涩。

17. 苦参　为豆科植物苦参 *Sophora flavescens* Ait. 的干燥根。

【性状】呈长圆柱形，下部常有分枝，长10～30cm，直径1～6.5cm。表面灰棕色或棕黄色，具纵皱纹和横长皮孔样突起，外皮薄，多破裂反卷，易剥落，剥落处显黄色，光滑。质硬，不易折断，断面纤维性；切片厚3～6mm；切面黄白色，具放射状纹理和裂隙，有的具异型维管束呈同心性环列或不规则散在。气微，味极苦。

【经验鉴别要点】皮薄破裂多反卷，剥落光滑显黄色；质硬断面纤维性，放射纹理味极苦。

18. 山豆根　为豆科植物越南槐 *Sophora tonkinensis* Gagnep. 的干燥根和根茎。

【性状】呈不规则的结节状，顶端常残存茎基，其下着生根数条。根呈长圆柱形，常有分枝，长短不等，直径0.7～1.5cm。表面棕色至棕褐色，有不规则的纵皱纹及横长皮孔样突起。质坚硬，难折断，断面皮部浅棕色，木部淡黄色。有豆腥气，味极苦。

【经验鉴别要点】根茎节结数根生，根呈圆柱色褐棕。弯曲分歧纵纹生，断面心黄皮浅棕。质坚而韧难折断，气微极苦并豆腥。

19. 甘草　为豆科植物甘草 *Glycyrrhiza uralensis* Fisch.、胀果甘草 *G. inflata* Bat. 或光果甘草 *G. glabra* L. 的干燥根和根茎。

【性状】甘草　根呈圆柱形，长25～100cm，直径0.6～3.5cm。外皮松紧不一。表面红棕色或灰棕色，具显著的纵皱纹、沟纹、皮孔及稀疏的细根痕。质坚实，断面略显纤维性，黄白色，粉性，形成层环明显，射线放射状，有的有裂隙。根茎呈圆柱形，表面有芽痕，断面中部有髓。气微，味甜而特殊。

胀果甘草　根和根茎木质粗壮，有的分枝，外皮粗糙，多灰棕色或灰褐色。质坚硬，木质纤维多，粉性小。根茎不定芽多而粗大。

光果甘草　根和根茎质地较坚实，有的分枝，外皮不粗糙，多灰棕色，皮孔细而不明显。

【经验鉴别要点】皱纹纵沟皮孔突，质坚而实显粉性。断面裂隙菊花心，呈现黄白纤维性。皮细粉足质量好，气微味甜为特征。

二、药材显微特征观察

1.绵马贯众（叶柄基部）

【组织】横切面表皮为1列外壁增厚的小形细胞，常脱落。下皮为10余列多角形厚壁细胞，棕色至褐色，基本组织细胞排列疏松，细胞间隙中有单细胞的间隙腺毛，头部呈球形或梨形，内含棕色分泌物；周韧维管束5～13个，环列，每个维管束周围有1列扁小的内皮层细胞，凯氏点明显，有油滴散在，其外有1~2列中柱鞘薄壁细胞，薄壁细胞中含棕色物和淀粉粒（图1-2，见附录彩图，下同）。

2. 人参

【组织】主根横切面木栓层为数列细胞。栓内层窄。韧皮部外侧有裂隙，内侧薄壁细胞排列较紧密，有树脂道散在，内含黄色分泌物。形成层成环。木质部射线宽广，导管单个散在或数个相聚，断续排列成放射状，导管旁偶有非木化的纤维。薄壁细胞含草酸钙簇晶（图1-3）。

【粉末】粉末淡黄白色。树脂道碎片易见，内径34~110μm，腔道内含金黄色或黄棕色块状分泌物。草酸钙簇晶直径20~86μm，大多棱角锐尖。木栓细胞无色或淡黄色，表面观呈类方形、类长方形或多角形，壁细波状弯曲，非木化或微木化。网纹导管和梯纹导管直径10~56μm。淀粉粒甚多，单粒类球形、半圆形或不规则多角形，直径4~20μm，脐点点状或裂缝状；复粒由2~6分粒组成（图1-4）。

3. 当归

【组织】木栓层为数列细胞。栓内层窄，有少数油室。韧皮部宽广，多裂隙，油室和油管类圆形，直径25~160μm，外侧较大，向内渐小，周围分泌细胞6~9个。形成层成环。木质部射线宽3~5列细胞；导管单个散在或2~3个相聚，呈放射状排列；薄壁细胞含淀粉粒（图1-5）。

【粉末】粉末淡黄棕色。韧皮薄壁细胞纺锤形，壁略厚，表面有极微细的斜向交错纹理，有时可见菲薄的横隔。梯纹导管和网纹导管多见，直径约至80μm。有时可见油室碎片（图1-6）。

4. 甘草

【组织】木栓层为数列棕色细胞。栓内层较窄。韧皮部射线宽广，多弯曲，常现裂隙；纤维多成束，非木化或微木化，周围薄壁细胞常含草酸钙方晶；筛管群常因压缩而变形。束内形成层明显。木质部射线宽3~5列细胞；导管较多，直径约至160μm；木纤维成束，周围薄壁细胞亦含草酸钙方晶。根中心无髓；根茎中心有髓（图1-7）。

【粉末】粉末淡棕黄色。纤维成束，直径8~14μm，壁厚，微木化，周围薄壁细胞含草酸钙方晶，形成晶纤维。草酸钙方晶多见。具缘纹孔导管较大，稀有网纹导管。木栓细胞红棕色，多角形，微木化（图1-8）。

5. 白芍

【粉末】粉末黄白色。糊化淀粉粒团块甚多。草酸钙簇晶直径11~35μm，存在于薄壁细胞中，常排列成行，或一个细胞中含数个簇晶。具缘纹孔导管和网纹导管直径20~65μm。纤维长梭形，直径15~40μm，壁厚，微木化，具大的圆形纹孔（图1-9）。

实验报告 •••

1. 写出绵马贯众（叶柄基部）、人参、甘草的横切面结构特征，拍摄横切面组织图，并绘制其组织简图。

2. 写出人参、甘草、白芍粉末的主要显微特征，并绘制或拍摄其粉末显微特征图。

思考题 •••

1. 根的初生结构和次生结构有何不同？

2. 乌头类中药在性状鉴定中的共性特征是什么？

3. 列表比较白芍和赤芍性状特征的异同点。

实验二 根及根茎类中药的性状与显微鉴定（2）

图片

实验目的与要求 •••

1. **掌握** 根及根茎类药材的性状和显微鉴定方法；葛根等药材及饮片的性状特征；龙胆、大黄、牛膝、黄芩、何首乌的显微特征。

2. **熟悉** 双子叶植物根及根茎的非典型及异常组织构造。

实验仪器、试剂及材料 •••

1. **仪器** 生物显微镜、镊子、解剖针、载玻片、盖玻片、酒精灯、刀片。

2. **试剂** 水合氯醛试液、稀甘油试液、斯氏液、蒸馏水、乙醇等。

3. **材料** 葛根、粉葛、黄芪、远志、牛膝、大黄、何首乌、牛膝、川牛膝、商陆、龙胆、黄芩、人参、红参、西洋参、三七、白芷、当归、独活药材及饮片；龙胆、大黄、牛膝、何首乌横切面永久制片；大黄、黄芩、何首乌粉末。

实验内容 •••

一、药材性状特征观察

1. **葛根** 为豆科植物野葛 *Pueraria lobata*（Willd.）Ohwi 的干燥根。

【性状】呈纵切的长方形厚片或小方块，长5～35cm，厚0.5～1cm。外皮淡棕色至棕色，有纵皱纹，粗糙。切面黄白色至淡黄棕色，有的纹理明显。质韧，纤维性强。气微，味微甜。

【经验鉴别要点】葛根柴葛柴性大，质韧纤强纹不显。

2. **粉葛** 为豆科植物甘葛藤 *Pueraria thomsonii* Benth. 的干燥根。

【性状】呈圆柱形、类纺锤形或半圆柱形，长12～15cm，直径4～8cm；有的为纵切或斜切的厚片，大小不一。表面黄白色或淡棕色，未去外皮的呈灰棕色。体重，质硬，富粉性，横切面可见由纤维形成的浅棕色同心性环纹，纵切面可见由纤维形成的数条纵纹。气微，味微甜。

【经验鉴别要点】粉葛豆科甘葛藤，质硬纤弱富粉性。

3. **黄芪** 为豆科植物蒙古黄芪 *Astragalus membranaceus*（Fisch.）Bge. var. *mongholicus*（Bge.）Hsiao 或膜荚黄芪 *A. membranaceus*（Fisch.）Bge. 的干燥根。

【性状】呈圆柱形，有的有分枝，上端较粗，长30～90cm，直径1～3.5cm。表面淡棕黄色或淡棕褐色，有不整齐的纵皱纹或纵沟。质硬而韧，不易折断，断面纤维性强，并显粉性，皮部黄白色，木部淡黄色，有放射状纹理和裂隙，老根中心偶呈枯朽状，黑褐色或呈空洞。气微，味微甜，嚼之微有豆腥味。

【经验鉴别要点】黄芪纤强显粉性，老根枯朽豆腥气。

4. **远志** 为远志科植物远志 *Polygala tenuifolia* Willd. 或卵叶远志 *P. sibirica* L. 的干燥根。

【性状】呈圆柱形，略弯曲，长2～30cm，直径0.2～1cm。表面灰黄色至灰棕色，有较密并深陷的横皱纹、纵皱纹及裂纹，老根的横皱纹较密更深陷，略呈结节状。质硬而脆，易折断，断面皮部棕黄色，木部黄白色，皮部易与木部剥离，抽取木心者中空。气微，味苦、微辛，嚼之有刺喉感。

【经验鉴别要点】远志圆柱略弯曲，表面灰黄皱纹密，质硬易脆好剥离，味苦微辛感刺喉。

5. 大黄　为蓼科植物掌叶大黄 *Rheum palmatum* L.、唐古特大黄 *R. tanguticum* Maxim. ex Balf. 或药用大黄 *R. officinale* Baill. 的干燥根和根茎。

【性状】呈类圆柱形、圆锥形、卵圆形或不规则块状，长 3～17cm，直径 3～10cm。除尽外皮者表面黄棕色至红棕色，有的可见类白色网状纹理及星点（异型维管束）散在，残留的外皮棕褐色，多具绳孔及粗皱纹。质坚实，有的中心稍松软，断面淡红棕色或黄棕色，显颗粒性；根茎髓部宽广，有星点环列或散在；根木部发达，具放射状纹理，形成层环明显，无星点。气清香，味苦而微涩，嚼之粘牙，有沙粒感。

【经验鉴别要点】大黄短截圆柱形，锦纹星点特鲜明，嚼之粘牙有沙粒，宣泄实热独有功。

6. 何首乌　为蓼科植物何首乌 *Polygonum multiflorum* Thunb. 的干燥块根。

【性状】呈团块状或不规则纺锤形，长 6～15cm，直径 4～12cm。表面红棕色或红褐色，皱缩不平，有浅沟，并有横长皮孔样突起和细根痕。体重，质坚实，不易折断，断面浅黄棕色或浅红棕色，显粉性，皮部有 4～11 个类圆形异型维管束环列，形成云锦状花纹，中央木部较大，有的呈木心。气微，味微苦而甘涩。

【经验鉴别要点】首乌肥厚大块片，云锦花纹最典型，切面肉红味苦涩，调和气血补肝肾。

7. 牛膝　为苋科植物牛膝 *Achyranthes bidentata* Bl. 的干燥根。

【性状】呈细长圆柱形，挺直或稍弯曲，长 15～70cm，直径 0.4～1cm。表面灰黄色或淡棕色，有微扭曲的细纵皱纹、排列稀疏的侧根痕和横长皮孔样的突起。质硬脆，易折断，受潮后变软，断面平坦，淡棕色，略呈角质样而油润，中心维管束木质部较大，黄白色，其外周散有多数黄白色点状维管束，断续排列成 2～4 轮。气微，味微甜而稍苦涩。

【经验鉴别要点】牛膝长条有疔痕，断面环点是特征，色黄柔韧有特性，散瘀消肿补肝肾。

8. 川牛膝　为苋科植物川牛膝 *Cyathula officinalis* Kuan 的干燥根。

【性状】呈近圆柱形，微扭曲，向下略细或有少数分枝，长 30～60cm，直径 0.5～3cm。表面黄棕色或灰褐色，具纵皱纹、支根痕和多数横长的皮孔样突起。质韧，不易折断，断面浅黄色或棕黄色，维管束点状，排列成数轮同心环。气微，味甜。

【经验鉴别要点】根头膨大川牛膝，皮色灰褐纵纹密，切面麻点环纹显，活血祛风又利湿。

9. 商陆　为商陆科植物商陆 *Phytolacca acinosa* Roxb. 或垂序商陆 *P. americana* L. 的干燥根。

【性状】呈横切或纵切的不规则块片，厚薄不等。外皮灰黄色或灰棕色。横切片弯曲不平，边缘皱缩，直径 2～8cm；切面浅黄棕色或黄白色，木部隆起，形成数个突起的同心性环轮。纵切片弯曲或卷曲，长 5～8cm，宽 1～2cm，木部呈平行条状突起。质硬。气微，味稍甜，久嚼麻舌。

【经验鉴别要点】商陆罗盘纹，有毒味苦辛，质坚纤维性，利水又消肿。

10. 龙胆　为龙胆科植物条叶龙胆 *Gentiana manshurica* Kitag.、龙胆 *G. scabra* Bge.、三花龙胆 *G. triflora* Pall. 或坚龙胆 *G. rigescens* Franch. 的干燥根和根茎。

【性状】龙胆　根茎呈不规则的块状，长 1～3cm，直径 0.3～1cm；表面暗灰棕色或深棕色，上端有茎痕或残留茎基，周围和下端着生多数细长的根。根圆柱形，略扭曲，长 10～20cm，直径 0.2～0.5cm；表面淡黄色或黄棕色，上部多有显著的横皱纹，下部较细，有纵皱纹及支根痕。质脆，易折断，断面略平坦，皮部黄白色或淡黄棕色，木部色较浅，呈点状环列。气微，味甚苦。

坚龙胆　表面无横皱纹，外皮膜质，易脱落，木部黄白色，易与皮部分离。

【经验鉴别要点】关龙胆，一圈圈，坚龙胆，白心圆。

11. 黄芩　为唇形科植物黄芩 *Scutellaria baicalensis* Georgi 的干燥根。

【性状】呈圆锥形，扭曲，长 8～25cm，直径 1～3cm。表面棕黄色或深黄色，有稀疏的疣状细根痕，上部较粗糙，有扭曲的纵皱纹或不规则的网纹，下部有顺纹和细皱纹。质硬而脆，易折断，断面黄色，中心红棕色；老根中心呈枯朽状或中空，暗棕色或棕黑色。气微，味苦。

【经验鉴别要点】根呈长条类圆锥，外皮扭曲纵皱纹。或有网纹黄棕色，老根枯朽有空心。断面不平质坚脆，皮层黄绿木黄心。遇潮或水变绿色，气无味苦无他味。

12. 人参　为五加科植物人参 *Panax ginseng* C. A. Mey. 的干燥根和根茎。

【性状】**园参**　呈纺锤形或圆柱形，长3~15cm，直径1~2cm。表面灰黄色，上部或全体有疏浅断续的粗横纹及明显的纵皱，下部有支根2~3条，并着生多数细长的须根，须根上常有不明显的细小疣状突出。根茎（芦头）长1~4cm，直径0.3~1.5cm，多拘挛而弯曲，具不定根（艼）和稀疏的凹窝状茎痕（芦碗）。质较硬，断面淡黄白色，显粉性，形成层环纹棕黄色，皮部有黄棕色的点状树脂道及放射状裂隙。香气特异，味微苦、甘。

山参　主根多与根茎近等长或较短，呈圆柱形、菱角形或人字形，长1~6cm。表面灰黄色，具纵皱纹，上部或中下部有环纹。支根多为2~3条，须根少而细长，清晰不乱，有较明显的疣状突起。根茎细长，少数粗短，中上部具稀疏或密集而深陷的茎痕。不定根较细，多下垂。

【经验鉴别要点】山参：芦长碗密枣核艼，紧皮细纹珍珠须；园参：园参体态欠伶俐，芦碗稀疏长园体，须多质脆如扫帚，肩纹不密皮不细。

13. 红参　为人参的栽培品经蒸制后的干燥根和根茎。

【性状】呈纺锤形、圆柱形或扁方柱形，长3~10cm，直径1~2cm。表面半透明，红棕色，偶有不透明的暗黄褐色斑块，具纵沟、皱纹及细根痕；上部有时具断续的不明显环纹；下部有2~3条扭曲交叉的支根，并带弯曲的须根或仅具须根残迹。根茎（芦头）长1~2cm，上有数个凹窝状茎痕（芦碗），有的带有1~2条完整或折断的不定根（艼）。质硬而脆，断面平坦，角质样。气微香而特异，味甘、微苦。

14. 西洋参　为五加科植物西洋参 *Panax quinquefolium* L. 的干燥根。

【性状】呈纺锤形、圆柱形或圆锥形，长3~12cm，直径0.8~2cm。表面浅黄褐色或黄白色，可见横向环纹和线形皮孔状突起，并有细密浅纵皱纹和须根痕。主根中下部有一至数条侧根，多已折断。有的上端有根茎（芦头），环节明显，茎痕（芦碗）圆形或半圆形，具不定根（艼）或已折断。体重，质坚实，不易折断，断面平坦，浅黄白色，略显粉性，皮部可见黄棕色点状树脂道，形成层环纹棕黄色，木部略呈放射状纹理。气微而特异，味微苦、甘。

【经验鉴别要点】西洋参呈纺锤形，无芦质结有横纹，外表淡棕类白色，断面黄白有环纹；西洋参，多环纹，手在肩头伸，断面密，苦中甜，红点排成群。

15. 三七　为五加科植物三七 *Panax notoginseng*（Burk.）F. H. Chen 的干燥根和根茎。

【性状】呈类圆锥形或圆柱形，长1~6cm，直径1~4cm。表面灰褐色或灰黄色，有断续的纵皱纹和支根痕。顶端有茎痕，周围有瘤状突起。体重，质坚实，断面灰绿色、黄绿色或灰白色，木部微呈放射状排列。气微，味苦回甜。

【经验鉴别要点】体有瘤凸质坚实，击碎面平皮木分，皮部散生棕色点，味苦有甘尝后知；三七铜皮铁骨身，皮色灰褐疙瘩形，味苦回甜皮易离，切面木部显花心。

16. 白芷　为伞形科植物白芷 *Angelica dahurica*（Fisch. ex Hoffm.）Benth. et Hook. f. 或杭白芷 *A. dahurica*（Fisch. ex Hoffm.）Benth. et Hook. f. var. *formosana*（Boiss.）Shan et Yuan 的干燥根。

【性状】呈长圆锥形，长10~25cm，直径1.5~2.5cm。表面灰棕色或黄棕色，根头部钝四棱形或近圆形，具纵皱纹、支根痕及皮孔样的横向突起，有的排列成四纵行。顶端有凹陷的茎痕。质坚实，断面白色或灰白色，粉性，形成层环棕色，近方形或近圆形，皮部散有多数棕色油点。气芳香，味辛、微苦。

【经验鉴别要点】白芷白香环圆方。

17. 当归　为伞形科植物当归 *Angelica sinensis*（Oliv.）Diels 的干燥根。

【性状】呈圆柱形，下部有支根3～5条或更多，长15～25cm。表面浅棕色至棕褐色，具纵皱纹和横长皮孔样突起。根头（归头）直径1.5～4cm，具环纹，上端圆钝，或具数个明显突出的根茎痕，有紫色或黄绿色的茎和叶鞘的残基；主根（归身）表面凹凸不平；支根（归尾）直径0.3～1cm，上粗下细，多扭曲，有少数须根痕。质柔韧，断面黄白色或淡黄棕色，皮部厚，有裂隙和多数棕色点状分泌腔，木部色较淡，形成层环黄棕色。有浓郁的香气，味甘、辛、微苦。

【经验鉴别要点】主根粗短支根长，质地柔软色棕黄，断面油点显棕色，味甘带辛气浓香。

18. 独活　为伞形科植物重齿毛当归 *Angelica pubescens* Maxim. f. *biserrata* Shan et Yuan 的干燥根。

【性状】呈圆柱形，下部2～3分枝或更多，长10～30cm。根头部膨大，圆锥状，多横皱纹，直径1.5～3cm，顶端有茎、叶的残基或凹陷。表面灰褐色或棕褐色，具纵皱纹，有横长皮孔样突起及稍突起的细根痕。质较硬，受潮则变软，断面皮部灰白色，有多数散在的棕色油室，木部灰黄色至黄棕色，形成层环棕色。有特异香气，味苦、辛、微麻舌。

【经验鉴别要点】主根圆柱不分枝，根头膨大有茎基。顶端圆平有皱纹，形似当归气有异。表面黄褐质坚硬，断面皮白心黄棕。棕色油点呈散生，味苦辛麻香气浓。

二、药材显微特征观察

1. 龙胆

【组织】龙胆　表皮细胞有时残存，外壁较厚。皮层窄；外皮层细胞类方形，壁稍厚，木栓化；内皮层细胞切向延长，每一细胞由纵向壁分隔成数个类方形小细胞。韧皮部宽广，有裂隙。形成层不甚明显。木质部导管3～10个群束。髓部明显。薄壁细胞含细小草酸钙针晶（图2-1）。

2. 大黄

【组织】根横切面　木栓层与栓内层大多已除去。韧皮部筛管群明显；薄壁组织发达。形成层成环。木质部射线较密，宽2～4列细胞，内含深棕色物；导管非木化，常1至数个相聚，稀疏排列。薄壁细胞含草酸钙簇晶，并含多数淀粉粒。

根茎横切面　髓部宽广，其中常见黏液腔，内有红棕色物；异型维管束散在，形成层成环，木质部位于形成层外方，韧皮部位于形成层内方，射线呈星状射出（图2-2）。

【粉末】粉末黄棕色。草酸钙簇晶直径20～160μm，有的至190μm。具缘纹孔导管、网纹导管、螺纹导管及环纹导管非木化。淀粉粒甚多，单粒类球形或多角形，直径3～45μm，脐点星状；复粒由2～8分粒组成（图2-3）。

3. 牛膝

【组织】木栓层为数列扁平细胞，切向延伸。栓内层较窄。异型维管束外韧型，断续排列成2～4轮，最外轮的维管束较小，有的仅1至数个导管，束间形成层几连接成环，向内维管束较大；木质部主要由导管及小的木纤维组成，根中心木质部集成2～3群。薄壁细胞含有草酸钙砂晶（图2-4）。

4. 黄芩

【粉末】粉末黄色。韧皮纤维单个散在或数个成束，梭形，长60～250μm，直径9～33μm壁厚，孔沟细。石细胞类圆形、类方形或长方形，壁较厚或甚厚。木栓细胞棕黄色，多角形。网纹导管多见，直径24～72μm。木纤维多碎断，直径约12μm，有稀疏斜纹孔。淀粉粒甚多，单粒类球形，直径2～10mm，脐点明显，复粒由2～3分粒组成（图2-5）。

5. 何首乌

【组织】 木栓层为数列细胞，充满棕色物。韧皮部较宽，散有类圆形异型维管束4～11个，为外韧型，导管稀少。根的中央形成层成环；木质部导管较少，周围有管胞和少数木纤维。薄壁细胞含草酸钙簇晶和淀粉粒（图2-6）。

【粉末】 粉末黄棕色。淀粉粒单粒类圆形，直径4～50μm，脐点人字形、星状或三叉状，大粒者隐约可见层纹；复粒由2～9分粒组成。草酸钙簇晶直径10～80（160）μm，偶见簇晶与较大的方形结晶合生。棕色细胞类圆形或椭圆形，壁稍厚，胞腔内充满淡黄棕色、棕色或红棕色物质，并含淀粉粒。具缘纹孔导管直径17～178μm。棕色块散在，形状、大小及颜色深浅不一（图2-7）。

实验报告 •••

1. 写出牛膝、何首乌的横切面结构特征，拍摄横切面组织图，并绘制其组织简图。

2. 写出大黄、何首乌、黄芩粉末的主要显微特征，并绘制或拍摄其粉末显微特征图。

思考题 •••

1. 根及根茎类中药粉末中一般可见哪些细胞及细胞后含物特征？

2. 如何从来源、性状及组织构造上区别牛膝与川牛膝？

3. 如何鉴别大黄的真伪优劣？

实验三　根及根茎类中药的性状与显微鉴定（3）

图片

实验目的与要求 •••

1. **掌握**　根及根茎类药材的性状和显微鉴定方法；黄连等药材及饮片的性状特征；黄连、地黄、苍术、川芎的显微特征。

2. **熟悉**　双子叶植物根茎的组织构造。

实验仪器、试剂及材料 •••

1. **仪器**　生物显微镜、镊子、解剖针、载玻片、盖玻片、酒精灯、刀片。

2. **试剂**　水合氯醛试液、稀甘油试液、斯氏液、蒸馏水、乙醇等。

3. **材料**　黄连、川芎、防风、柴胡、北沙参、秦艽、紫草、丹参、玄参、地黄、巴戟天、茜草、天花粉、桔梗、党参、南沙参、木香、川木香、白术、苍术药材及饮片；黄连、地黄、川芎横切面永久制片；黄连、苍术、川芎药材粉末。

实验内容 •••

一、药材性状特征观察

1. 黄连　为毛茛科植物黄连 *Coptis chinensis* Franch.、三角叶黄连 *C. deltoidea* C. Y. Cheng et Hsiao 或云连 *C. teeta* Wall. 的干燥根茎。以上三种分别习称"味连""雅连""云连"。

【性状】味连　多集聚成簇，常弯曲，形如鸡爪，单枝根茎长3~6cm，直径0.3~0.8cm。表面灰黄色或黄褐色，粗糙，有不规则结节状隆起、须根及须根残基，有的节间表面平滑如茎秆，习称"过桥"。上部多残留褐色鳞叶，顶端常留有残余的茎或叶柄。质硬，断面不整齐，皮部暗棕色，木部鲜黄色或橙黄色，呈放射状排列，髓部有的中空。气微，味极苦。

雅连　多为单枝，略呈圆柱形，微弯曲，长4~8cm，直径0.5~1cm。"过桥"较长。顶端有少许残茎。

云连　弯曲呈钩状，多为单枝，较细小。

【经验鉴别要点】黄连有节外皮粗，节间膨大似连珠，须根丛生硬刺手，断面色黄味极苦；黄连味苦鸡爪桥，雅是长桥云细钩。

2. 川芎　为伞形科植物川芎 *Ligusticum chuanxiong* Hort. 的干燥根茎。

【性状】呈不规则结节状拳形团块，直径2~7cm。表面灰褐色或褐色，粗糙皱缩，有多数平行隆起的轮节，顶端有凹陷的类圆形茎痕，下侧及轮节上有多数小瘤状根痕。质坚实，不易折断，断面黄白色或灰黄色，散有黄棕色的油室，形成层环呈波状。气浓香，味苦、辛，稍有麻舌感，微回甜。

【经验鉴别要点】拳形团块结节形，粗糙小瘤表面生。残留茎痕须根痕，表面黄褐或褐棕。质坚而实不易碎，断面黄白有油性。断面波状环形纹，味苦又辛气香浓。

3. 防风　为伞形科植物防风 *Saposhnikovia divaricata*（Turcz.）Schischk. 的干燥根。

【性状】呈长圆锥形或长圆柱形，下部渐细，有的略弯曲，长15~30cm，直径0.5~2cm。表面灰棕色或棕褐色，粗糙，有纵皱纹、多数横长皮孔样突起及点状的细根痕。根头部有明显密集的环纹，有的环纹上残存棕褐色毛状叶基。体轻，质松，易折断，断面不平坦，皮部棕黄色至棕色，有裂隙，木部黄色。气特异，味微甘。

【经验鉴别要点】根呈圆柱长条形，尾部稍细色黄棕。密集环节蚯蚓头，棕色粗毛顶端生。外皮皱缩纵皱纹，断面不平质柔松。断面棕黄呈环纹，具有裂隙菊花心。味微辛甘气微香，粗状质柔皮细良。

4. 柴胡 为伞形科植物柴胡*Bupleurum chinense* DC. 或狭叶柴胡*B. scorzonerifolium* Willd. 的干燥根。按性状不同，分别习称"北柴胡"和"南柴胡"。

【性状】北柴胡 呈圆柱形或长圆锥形，长6～15cm，直径0.3～0.8cm。根头膨大，顶端残留3～15个茎基或短纤维状叶基，下部分枝。表面黑褐色或浅棕色，具纵皱纹、支根痕及皮孔。质硬而韧，不易折断，断面显纤维性，皮部浅棕色，木部黄白色。气微香，味微苦。

南柴胡 根较细，圆锥形，顶端有多数细毛状枯叶纤维，下部多不分枝或稍分枝。表面黑棕色，靠近根头处多具细密环纹。质稍软，易折断，断面略平坦，不显纤维性。具败油气。

【经验鉴别要点】根似圆锥长弯曲，表面黑褐有分歧。根头膨大疙瘩状，残留纤维叶茎基。具有纵纹支根痕，断面质坚纤维性。皮部浅棕木部白，气是微香苦味轻。

5. 北沙参 为伞形科植物珊瑚菜*Glehnia littoralis* Fr. Schmidt ex Miq. 的干燥根。

【性状】呈细长圆柱形，偶有分枝，长15～45cm，直径0.4～1.2cm。表面淡黄白色，略粗糙，偶有残存外皮，不去外皮的表面黄棕色。全体有细纵皱纹和纵沟，并有棕黄色点状细根痕；顶端常留有黄棕色根茎残基；上端稍细，中部略粗，下部渐细。质脆，易折断，断面皮部浅黄白色，木部黄色。气特异，味微甘。

【经验鉴别要点】主根细长圆柱形，顶端稍细存残茎。中部略粗下端细，淡黄白色皮去净。表面粗糙细裂隙，微显根痕及皮孔。质坚而脆有粉性，断面黄心放射形。并有环状形成层，嚼之微甜清香浓。

6. 秦艽 为龙胆科植物秦艽*Gentiana macrophylla* Pall.、麻花秦艽*G. straminea* Maxim.、粗茎秦艽*G. crassicaulis* Duthie ex Burk. 或小秦艽*G. dahurica* Fisch. 的干燥根。前三种按性状不同分别习称"秦艽"和"麻花艽"，后一种习称"小秦艽"。

【性状】秦艽 呈类圆柱形，上粗下细，扭曲不直，长10～30cm，直径1～3cm。表面黄棕色或灰黄色，有纵向或扭曲的纵皱纹，顶端有残存茎基及纤维状叶鞘。质硬而脆，易折断，断面略显油性，皮部黄色或棕黄色，木部黄色。气特异，味苦、微涩。

麻花艽 呈类圆锥形，多由数个小根纠聚而膨大，直径可达7cm。表面棕褐色，粗糙，有裂隙呈网状孔纹。质松脆，易折断，断面多呈枯朽状。

小秦艽 呈类圆锥形或类圆柱形，长8～15cm，直径0.2～1cm。表面棕黄色。主根通常1个，残存的茎基有纤维状叶鞘，下部多分枝。断面黄白色。

【经验鉴别要点】主根圆柱少分歧，质坚纵沟又扭曲。表面灰黄至棕黄，断面柔润呈环状。皮层棕黄木部黄，气特苦涩为质良。

7. 紫草 为紫草科植物新疆紫草*Arnebia euchroma*（Royle）Johnst. 或内蒙紫草*A. guttata* Bunge 的干燥根。

【性状】新疆紫草（软紫草） 呈不规则的长圆柱形，多扭曲，长7～20cm，直径1～2.5cm。表面紫红色，皮部疏松，呈条形片状，常10余层重叠，易剥落。顶端有的可见分歧的茎残基。体轻，质松软，易折断，断面不整齐，木部较小，黄白色或黄色。气特异，味微苦、涩。

内蒙紫草 呈圆锥形或圆柱形，扭曲，长6～20cm，直径0.5～4cm。根头部略粗大，顶端有残茎1个或多个，被短硬毛。表面紫红色或暗紫色，皮部略薄，常数层相叠，易剥离。质硬而脆，易折断，断面较整齐，皮部紫红色，木部较小，黄白色。气特异，味涩。

【经验鉴别要点】根呈圆柱多扭曲，数个侧根扭一起。皮部疏松成片状，层层重叠易剥离。表面暗紫质松软，断面层片皮部紫。木部较细黄白色，味微苦涩气特异。

8. 丹参　为唇形科植物丹参 *Salvia miltiorrhiza* Bge. 的干燥根和根茎。

【性状】根茎短粗，顶端有时残留茎基。根数条，长圆柱形，略弯曲，有的分枝并具须状细根，长10～20cm，直径0.3～1cm。表面棕红色或暗棕红色，粗糙，具纵皱纹。老根外皮疏松，多显紫棕色，常呈鳞片状剥落。质硬而脆，断面疏松，有裂隙或略平整而致密，皮部棕红色，木部灰黄色或紫褐色，导管束黄白色，呈放射状排列。气微，味微苦涩。

【经验鉴别要点】根茎短粗有残茎，根条细长圆柱形。表面红褐或紫红，粗糙纵皱稍泡松。栓皮剥落色红棕，断面疏松纤维性。气弱味微甘苦涩，优者条粗色紫红。

9. 玄参　为玄参科植物玄参 *Scrophularia ningpoensis* Hemsl. 的干燥根。

【性状】呈类圆柱形，中间略粗或上粗下细，有的微弯曲，长6～20cm，直径1～3cm。表面灰黄色或灰褐色，有不规则的纵沟、横长皮孔样突起和稀疏的横裂纹和须根痕。质坚实，不易折断，断面黑色，微有光泽。气特异似焦糖，味甘、微苦。

【经验鉴别要点】根稍弯曲羊角样，表面灰褐或灰黄。纵纹抽沟横皮孔，质坚断面乌黑亮。味甘微苦焦糖气，优质无裂油润光。

10. 地黄　为玄参科植物地黄 *Rehmannia glutinosa* Libosch. 的新鲜或干燥块根。

【性状】鲜地黄　呈纺锤形或条状，长8～24cm，直径2～9cm。外皮薄，表面浅红黄色，具弯曲的纵皱纹、芽痕、横长皮孔样突起及不规则瘢痕。肉质，易断，断面皮部淡黄白色，可见橘红色油点，木部黄白色，导管呈放射状排列。气微，味微甜、微苦。

生地黄　多呈不规则的团块状或长圆形，中间膨大，两端稍细，有的细小，长条状，稍扁而扭曲，长6～12cm，直径2～6cm。表面棕黑色或棕灰色，极皱缩，具不规则的横曲纹。体重，质较软而韧，不易折断，断面棕黄色至黑色，有光泽，具黏性。气微，味微甜。

【经验鉴别要点】鲜者纺锤条块状，表面呈现淡红黄。质硬而脆易断碎，断面肉质淡白黄。可见油点橘红色，中部放射纹理状。气微味甜稍微苦，粗壮红黄质为良。

11. 熟地黄　为生地黄的炮制加工品。

【性状】呈不规则的块片、碎块，大小、厚薄不一。表面乌黑色，有光泽，黏性大。质柔软而带韧性，不易折断，断面乌黑色，有光泽。气微，味甜。

【经验鉴别要点】黑似漆，亮如油，香似蜜，甜如饴。

12. 巴戟天　为茜草科植物巴戟天 *Morinda officinalis* How 的干燥根。

【性状】呈扁圆柱形，略弯曲，长短不等，直径0.5～2cm。表面灰黄色或暗灰色，具纵纹和横裂纹，有的皮部横向断离露出木部；质韧，断面皮部厚，紫色或淡紫色，易与木部剥离；木部坚硬，黄棕色或黄白色，直径1～5mm。气微，味甘而微涩。

【经验鉴别要点】形似鸡肠巴戟天，心细皮厚色紫甘。

13. 茜草　为茜草科植物茜草 *Rubia cordifolia* L. 的干燥根和根茎。

【性状】呈结节状，丛生粗细不等的根。根呈圆柱形，略弯曲，长10～25cm，直径0.2～1cm；表面红棕色或暗棕色，具细纵皱纹和少数细根痕；皮部脱落处呈黄红色。质脆，易折断，断面平坦皮部狭，紫红色，木部宽广，浅黄红色，导管孔多数。气微，味微苦，久嚼刺舌。

【经验鉴别要点】根茎块状小而短，细根簇生根茎端。根呈圆柱皮红棕，外皮易脱木部现。断面橙红质松脆，放大可见密孔点。气较微弱味微苦，久嚼略有刺舌感。

14. 天花粉　为葫芦科植物栝楼 *Trichosanthes kirilowii* Maxim. 或双边栝楼 *T. rosthornii* Harms 的干燥根。

【性状】呈不规则圆柱形、纺锤形或瓣块状，长 8～16cm，直径 1.5～5.5cm。表面黄白色或淡棕黄色，有纵皱纹、细根痕及略凹陷的横长皮孔，有的有黄棕色外皮残留。质坚实，断面白色或淡黄色，富粉性，横切面可见黄色木质部，略呈放射状排列，纵切面可见黄色条纹状木质部。气微，味微苦。

【经验鉴别要点】块根圆柱或切块，表面纵纹色淡棕。去净外皮色黄白，质坚体实富粉性。断面白色有小孔，筋脉小孔放射形。花粉气微味微苦，色白粉足为佳等。

15. 桔梗　为桔梗科植物桔梗 *Platycodon grandiflorum*（Jacq.）A. DC. 的干燥根。

【性状】呈圆柱形，下部渐细，有的有分枝，略扭曲，长 7～20cm，直径 0.7～2cm。表面淡黄白色至黄色，不去外皮者表面黄棕色至灰棕色，具纵扭皱沟，并有横长的皮孔样斑痕及支根痕，上部有横纹。有的顶端有较短的根茎或不明显，其上有数个半月形茎痕。质脆，断面不平坦，形成层环棕色，皮部黄白色，有裂隙，木部淡黄色。气微，味微甜后苦。

【经验鉴别要点】根呈圆柱或纺锤，纵皱扭曲色类白。芦顶数个半月痕，不去外皮棕黄色。质硬断面有裂隙，皮白心黄菊花心。俗称"金井玉栏"状，桔梗嚼之苦又辛。

16. 党参　为桔梗科植物党参 *Codonopsis pilosula*（Franch.）Nannf.、素花党参 *C. pilosula* Nannf. var. *modesta*（Nannf.）L. T. Shen 或川党参 *C. tangshen* Oliv. 的干燥根。

【性状】**党参**　呈长圆柱形，稍弯曲，长 10～35cm，直径 0.4～2cm。表面灰黄色，根头部有多数疣状突起的茎痕及芽，每个茎痕的顶端呈凹下的圆点状；根头下有致密的环状横纹，向下渐稀疏，有的达全长的一半，栽培品环状横纹少或无；全体有纵皱纹和散在的横长皮孔样突起，支根断落处常有黑褐色胶状物。质稍柔软或稍硬而略带韧性，断面稍平坦，有裂隙或放射状纹理，皮部淡棕黄色至黄棕色，木部淡黄色至黄色。有特殊香气，味微甜。

素花党参（西党参）　长 10～35cm，直径 0.5～2.5cm。表面黄白色至灰黄色，根头下致密的环状横纹常达全长的一半以上。断面裂隙较多，皮部灰白色至淡棕色。

川党参　长 10～45cm，直径 0.5～2cm。表面灰黄色至黄棕色，有明显不规则的纵沟。质较软而结实，断面裂隙较少，皮部黄白色。

【经验鉴别要点】党参长条圆柱形，狮子盘头顶端生，上部多有环纹在，断面淡黄放射纹。

17. 南沙参　为桔梗科植物轮叶沙参 *Adenophora tetraphylla*（Thunb.）Fisch. 或沙参 *A. stricta* Miq. 的干燥根。

【性状】呈圆锥形或圆柱形，略弯曲，长 7～27cm，直径 0.8～3cm。表面黄白色或淡棕黄色，凹陷处常有残留粗皮，上部多有深陷横纹，呈断续的环状，下部有纵纹和纵沟。顶端具 1 或 2 个根茎。体轻，质松泡，易折断，断面不平坦，黄白色，多裂隙。气微，味微甘。

【经验鉴别要点】圆形厚片皱缩边，切面黄白裂隙呈，体轻质松气微甘。

18. 木香　为菊科植物木香 *Aucklandia lappa* Decne. 的干燥根。

【性状】呈圆柱形或半圆柱形，长 5～10cm，直径 0.5～5cm。表面黄棕色至灰褐色，有明显的皱纹、纵沟及侧根痕。质坚，不易折断，断面灰褐色至暗褐色，周边灰黄色或浅棕黄色，形成层环棕色，有放射状纹理及散在的褐色点状油室。气香特异，味微苦。

【经验鉴别要点】木香气特异，放射状纹理。

19. 川木香　为菊科植物川木香 *Vladimiria souliei*（Franch.）Ling 或灰毛川木香 *V. souliei*（Franch.）Ling var. *cinerea* Ling 的干燥根。

【性状】呈圆柱形或有纵槽的半圆柱形，稍弯曲，长 10～30cm，直径 1～3cm。表面黄褐色或棕褐色，具纵皱纹，外皮脱落处可见丝瓜络状细筋脉；根头偶有黑色发黏的胶状物，习称"油头"。体较轻，质硬脆，易折断，断面黄白色或黄色，有深黄色稀疏油点及裂隙，木部宽广，有放射状纹理；有的中心呈枯朽状。气微香，味苦，嚼之粘牙。

【经验鉴别要点】油头川木香，断面菊花样，脱皮丝瓜络。

20. 白术　为菊科植物白术 *Atractylodes macrocephala* Koidz. 的干燥根茎。

【性状】呈不规则的肥厚团块，长 3～13cm，直径 1.5～7cm。表面灰黄色或灰棕色，有瘤状突起及断续的纵皱和沟纹，并有须根痕，顶端有残留茎基和芽痕。质坚硬不易折断，断面不平坦，黄白色至淡棕色，有棕黄色的点状油室散在；烘干者断面角质样，色较深或有裂隙。气清香，味甘、微辛，嚼之略带黏性。

【经验鉴别要点】皮紧木裂香粘牙。

21. 苍术　为菊科植物茅苍术 *Atractylodes lancea*（Thunb.）DC. 或北苍术 *A. chinensis*（DC.）Koidz. 的干燥根茎。

【性状】**茅苍术**　呈不规则连珠状或结节状圆柱形，略弯曲，偶有分枝，长 3～10cm，直径 1～2cm。表面灰棕色，有皱纹、横曲纹及残留须根，顶端具茎痕或残留茎基。质坚实，断面黄白色或灰白色，散有多数橙黄色或棕红色油室，暴露稍久，可析出白色细针状结晶。气香特异，味微甘、辛、苦。

北苍术　呈疙瘩块状或结节状圆柱形，长 4～9cm，直径 1～4cm。表面黑棕色，除去外皮者黄棕色。质较疏松，断面散有黄棕色油室。香气较淡，味辛、苦。

【经验鉴别要点】菊科根茎茅北术，表面棕色结节状。断面油室朱砂点，茅术久露起白霜。

二、药材显微特征观察

1. 黄连

【组织】**味连**　根茎横切面木栓层为数列细胞。皮层较宽，石细胞单个或成群散在。中柱鞘纤维成束或伴有少数石细胞，均显黄色。维管束外韧型，环列。木质部黄色，均木化，木纤维较发达。髓部均为薄壁细胞，无石细胞（图3-1）。

雅连　皮层、中柱鞘部位及髓部有石细胞。

云连　皮层、中柱鞘部位及髓部均无石细胞。

【粉末】粉末棕黄色。石细胞鲜黄色，类方形、类圆形、类长方形或类多角形，直径25～64μm，壁厚，常见层纹，孔沟明显。韧皮纤维鲜黄色，长梭状或纺锤形，直径20～40μm，壁厚，可见纹孔。木纤维众多，鲜黄色，直径15～35μm，壁具纹孔。木薄壁细胞呈类长方形或不规则形，较大，直径约至48μm，壁稍厚，纹孔明显（图3-2）。

2. 地黄

【组织】木栓细胞数列。栓内层薄壁细胞排列疏松；散有较多分泌细胞，含橙黄色油滴；偶有石细胞。韧皮部较宽，分泌细胞较少。形成层成环。木质部射线宽广；导管稀疏，排列成放射状（图3-3）。

3. 苍术

【粉末】粉末棕色。草酸钙针晶细小，长5～30μm，不规则地充塞于薄壁细胞中。纤维大多成束，长梭形，直径约至40μm，壁甚厚，木化。石细胞甚多，有时与木栓细胞连结多角形、类圆形或类长方形，直径20～80μm，壁极厚。菊糖多见，表面呈放射状纹理（图3-4）。

4. 川芎

【组织】木栓层为10余列细胞。皮层狭窄，散有根迹维管束，其形成层明显。韧皮部宽广，形成层环波状或不规则多角形。木质部导管多角形或类圆形，大多单列或排成"V"形，偶有木纤维束。髓部较大。薄壁组织中散有多数油室，类圆形、椭圆形或形状不规则，淡黄棕色，靠近形成层的油室小，向外渐大；薄壁细胞中富含淀粉粒，有的薄壁细胞中含草酸钙晶体，呈类圆形团块或类簇晶状（图3-5）。

【粉末】粉末淡黄棕色或灰棕色。淀粉粒较多，单粒椭圆形或类圆形，直径5~16μm，长约21μm，脐点点状、长缝状或人字状；偶见复粒。草酸钙晶体存在于薄壁细胞中，呈类圆形团块或类簇晶状，直径10~25μm。木栓细胞深黄棕色，表面观呈多角形，微波状弯曲。油室多已破碎，偶可见油室碎片，分泌细胞壁薄，含有较多的油滴。导管主为螺纹导管，亦有网纹导管及梯纹导管，直径14~50μm（图3-6）。

实验报告 •••

1. 写出味连、川芎的横切面结构特征，拍摄横切面组织图，并绘制其组织简图。

2. 写出黄连、苍术、川芎粉末的主要显微特征，并绘制或拍摄其粉末显微特征图。

思考题 •••

1. 根和根茎的性状特征有何区别？

2. 列表比较三种黄连性状与显微特征的不同点。

实验四　根及根茎类中药的性状与显微鉴定（4）

图片

实验目的与要求 •••

1. **掌握**　根及根茎类药材的性状和显微鉴定方法；三棱等药材及饮片的性状特征；麦冬、半夏、百部、浙贝母、天麻的显微特征。

2. **熟悉**　单子叶植物根及根茎的组织构造。

实验仪器、试剂及材料 •••

1. **仪器**　生物显微镜、镊子、解剖针、载玻片、盖玻片、酒精灯、刀片。

2. **试剂**　水合氯醛试液、稀甘油试液、斯氏液、蒸馏水、乙醇等。

3. **材料**　三棱、泽泻、天南星、半夏、白附子、石菖蒲、百部、川贝母、湖北贝母、平贝母、浙贝母、天冬、麦冬、知母、山药、射干、莪术、姜黄、郁金、山慈菇、白及药材及饮片；麦冬、百部横切面永久制片；半夏、浙贝母、天麻粉末。

实验内容 •••

一、药材性状特征观察

1. **三棱**　为黑三棱科植物黑三棱 *Sparganium stoloniferum* Buch.–Ham. 的干燥块茎。

【性状】呈圆锥形，略扁，长2～6cm，直径2～4cm。表面黄白色或灰黄色，有刀削痕，须根痕小点状，略呈横向环状排列。体重，质坚实。气微，味淡，嚼之微有麻辣感。

【经验鉴别要点】块茎圆锥或卵圆，上圆下尖而略扁。产地均把外皮削，外表刀削痕迹显。表面黄白或灰黄，密布根痕环形现。断面黄白小点多，味淡微有麻辣感。

2. **泽泻**　为泽泻科植物东方泽泻 *Alisma orientale*（Sam.）Juzep. 或泽泻 *A. plantago-aquatica* Linn. 的干燥块茎。

【性状】呈类球形、椭圆形或卵圆形，长2～7cm，直径2～6cm。表面淡黄色至淡黄棕色，有不规则的横向环状浅沟纹和多数细小突起的须根痕，底部有的有瘤状芽痕。质坚实，断面黄白色，粉性，有多数细孔。气微，味微苦。

【经验鉴别要点】泽泻横向环沟纹，质坚断面富粉性。

3. **天南星**　为天南星科植物天南星 *Arisaema erubescens*（Wall.）Schott、异叶天南星 *A. heterophyllum* Bl. 或东北天南星 *A. amurense* Maxim. 的干燥块茎。

【性状】呈扁球形，高1～2cm，直径1.5～6.5cm。表面类白色或淡棕色，较光滑，顶端有凹陷的茎痕，周围有麻点状根痕，有的块茎周边有小扁球状侧芽。质坚硬，不易破碎，断面不平坦，白色，粉性。气微辛，味麻辣。

【经验鉴别要点】天南星球扁，顶端多凹陷，根痕麻点状。

4. **半夏**　为天南星科植物半夏 *Pinellia ternata*（Thunb.）Breit. 的干燥块茎。

【性状】呈类球形，有的稍偏斜，直径0.7～1.6cm。表面白色或浅黄色，顶端有凹陷的茎痕，周围密布麻点状根痕；下面钝圆，较光滑。质坚实，断面洁白，富粉性。气微，味辛辣、麻舌而刺喉。

【经验鉴别要点】半夏球形稍偏斜，茎痕凹小布密点。

5. 白附子 为天南星科植物独角莲 *Typhonium giganteum* Engl. 的干燥块茎。

【性状】呈椭圆形或卵圆形,长 2～5cm,直径 1～3cm。表面白色至黄白色,略粗糙,有环纹及须根痕,顶端有茎痕或芽痕。质坚硬,断面白色,粉性。气微,味淡、麻辣刺舌。

【经验鉴别要点】块茎椭圆如"蚕茧",外形又像"毛芋头"。表面黄白略粗糙,顶有茎痕环纹皱。断面粉白质坚实,气微味淡麻舌头。不宜口尝有毒性,肥实粉白质为优。

6. 石菖蒲 为天南星科植物石菖蒲 *Acorus tatarinowii* Schott 的干燥根茎。

【性状】呈扁圆柱形,多弯曲,常有分枝,长 3～20cm,直径 0.3～1cm。表面棕褐色或灰棕色,粗糙,有疏密不匀的环节,节间长 0.2～0.8cm,具细纵纹,一面残留须根或圆点状根痕;叶痕呈三角形,左右交互排列,有的其上有毛鳞状的叶基残余。质硬,断面纤维性,类白色或微红色,内皮层环明显,可见多数维管束小点及棕色油细胞。气芳香,味苦、微辛。

【经验鉴别要点】石菖蒲扁圆柱,叶痕三角交互列,残存叶基鳞毛状,断面纤维内环显,维管小点油细胞,质硬芳香味苦辛。

7. 百部 为百部科植物直立百部 *Stemona sessilifolia*(Miq.)Miq.、蔓生百部 *S. japonica*(Bl.)Miq. 或对叶百部 *S. tuberosa* Lour. 的干燥块根。

【性状】**直立百部** 呈纺锤形,上端较细长,皱缩弯曲,长 5～12cm,直径 0.5～1cm。表面黄白色或淡棕黄色,有不规则深纵沟,间或有横皱纹。质脆,易折断,断面平坦,角质样,淡黄棕色或黄白色,皮部较宽,中柱扁缩。气微,味甘、苦。

蔓生百部 两端稍狭细,表面多不规则皱褶和横皱纹。

对叶百部 呈长纺锤形或长条形,长 8～24cm,直径 0.8～2cm。表面浅黄棕色至灰棕色,具浅纵皱纹或不规则纵槽。质坚实,断面黄白色至暗棕色,中柱较大,髓部类白色。

【经验鉴别要点】百部表面深纵沟,断面角质气味苦。

8. 川贝母 为百合科植物川贝母 *Fritillaria cirrhosa* D. Don、暗紫贝母 *F. unibracteata* Hsiao et K. C. Hsia、甘肃贝母 *F. przewalskii* Maxim.、梭砂贝母 *F. delavayi* Franch.、太白贝母 *F. taipaiensis* P. Y. Li 或瓦布贝母 *F. unibracteata* Hsiao et K. C. Hsia var. *wabuensis*(S. Y. Tang et S. C. Yue)Z. D. Liu,S. Wang et S. C. Chen 的干燥鳞茎。按性状不同分别习称"松贝""青贝""炉贝"和"栽培品"。

【性状】**松贝** 呈类圆锥形或近球形,高 0.3～0.8cm,直径 0.3～0.9cm。表面类白色。外层鳞叶 2 瓣,大小悬殊,大瓣紧抱小瓣,未抱部分呈新月形,习称"怀中抱月";顶部闭合,内有类圆柱形、顶端稍尖的心芽和小鳞叶 1～2 枚;先端钝圆或稍尖,底部平,微凹入,中心有一灰褐色的鳞茎盘,偶有残存须根。质硬而脆,断面白色,富粉性。气微,味微苦。

青贝 呈类扁球形,高 0.4～1.4cm,直径 0.4～1.6cm。外层鳞叶 2 瓣,大小相近,相对抱合,顶部开裂,内有心芽和小鳞叶 2～3 枚及细圆柱形的残茎。

炉贝 呈长圆锥形,高 0.7～2.5cm,直径 0.5～2.5cm。表面类白色或浅棕黄色,有的具棕色斑点。外层鳞叶 2 瓣,大小相近,顶部开裂而略尖,基部稍尖或较钝。

栽培品 呈类扁球形或短圆柱形,高 0.5～2cm,直径 1～2.5cm。表面类白色或浅棕黄色,稍粗糙,有的具浅黄色斑点。外层鳞叶 2 瓣,大小相近,顶部多开裂而较平。

【经验鉴别要点】松贝怀中抱月齐,青贝似桃小鸟嘴,炉贝长圆马牙片。

9. 湖北贝母 为百合科植物湖北贝母 *Fritillaria hupehensis* Hsiao et K. C. Hsia 的干燥鳞茎。

【性状】呈扁圆球形,高 0.8～2.2cm,直径 0.8～3.5cm。表面类白色至淡棕色。外层鳞叶 2 瓣,肥厚,略呈肾形,或大小悬殊,大瓣紧抱小瓣,顶端闭合或开裂。内有鳞叶 2～6 枚及干缩的残茎。内表面淡黄色至类白色，基部凹陷呈窝状，残留有淡棕色表皮及少数须根。单瓣鳞叶呈元宝状，长2.5～3.2cm，直径1.8～2cm。质脆，断面类白色，富粉性。气微，味苦。

【经验鉴别要点】鳞叶紧抱基部凹，内有残茎鳞叶多。

10. 平贝母　为百合科植物平贝母*Fritillaria ussuriensis* Maxim. 的干燥鳞茎。

【性状】呈扁球形，高0.5～1cm，直径0.6～2cm。表面黄白色至浅棕色，外层鳞叶2瓣，肥厚，大小相近或一片稍大抱合，顶端略平或微凹入，常稍开裂；中央鳞片小。质坚实而脆，断面粉性。气微，味苦。

【经验鉴别要点】平贝扁球顶端平，外层相近中央小。

11. 浙贝母　为百合科植物浙贝母*Fritillaria thunbergii* Miq. 的干燥鳞茎。

【性状】大贝　为鳞茎外层的单瓣鳞叶，略呈新月形，高1～2cm，直径2～3.5cm。外表面类白色至淡黄色，内表面白色或淡棕色，被有白色粉末。质硬而脆，易折断，断面白色至黄白色，富粉性。气微，味微苦。

珠贝　为完整的鳞茎，呈扁圆形，高1～1.5cm，直径1～2.5cm。表面黄棕色至黄褐色，有不规则的皱纹；或表面类白色至淡黄色，较光滑或被有白色粉末。质硬，不易折断，断面淡黄色或类白色，略带角质状或粉性；外层鳞叶2瓣，肥厚，略似肾形，互相抱合，内有小鳞叶2～3枚和干缩的残茎。

浙贝片　为椭圆形或类圆形片，大小不一，长1.5～3.5cm，宽1～2cm，厚0.2～0.4cm。外皮黄褐色或灰褐色，略皱缩；或淡黄色，较光滑。切面微鼓起，灰白色；或平坦，粉白色。质脆，易折断，断面粉白色，富粉性。

【经验鉴别要点】大贝单瓣新月形，珠贝完整扁球形。

12. 天冬　为百合科植物天冬*Asparagus cochinchinensis*（Lour.）Merr. 的干燥块根。

【性状】呈长纺锤形，略弯曲，长5～18cm，直径0.5～2cm。表面黄白色至淡黄棕色，半透明，光滑或具深浅不等的纵皱纹，偶有残存的灰棕色外皮。质硬或柔润，有黏性，断面角质样，中柱黄白色。气微，味甜、微苦。

【经验鉴别要点】天冬沸水煮透心，纺锤黄白半透明，味甜断面角质样，深浅不等纵皱纹。

13. 麦冬　为百合科植物麦冬*Ophiopogon japonicus*（L.f）Ker-Gawl. 的干燥块根。

【性状】呈纺锤形，两端略尖，长1.5～3cm，直径0.3～0.6cm。表面淡黄色或灰黄色，有细纵纹。质柔韧，断面黄白色，半透明，中柱细小。气微香，味甘、微苦。

【经验鉴别要点】杭麦冬呈纺锤形，长短粗细不相等。表面黄白或土黄，具细纵纹半透明。断面黄白木心细，角质柔韧油润性，味甘微苦气微香，入口嚼之有黏性。

14. 知母　为百合科植物知母*Anemarrhena asphodeloides* Bge. 的干燥根茎。

【性状】呈长条状，微弯曲，略扁，偶有分枝，长3～15cm，直径0.8～1.5cm，一端有浅黄色的茎叶残痕。表面黄棕色至棕色，上面有一凹沟，具紧密排列的环状节，节上密生黄棕色的残存叶基，由两侧向根茎上方生长；下面隆起而略皱缩，并有凹陷或突起的点状根痕。质硬，易折断，断面黄白色。气微，味微甜、略苦，嚼之带黏性。

【经验鉴别要点】知母金包头，环纹加纵沟。

15. 山药　为薯蓣科植物薯蓣*Dioscorea opposita* Thunb. 的干燥根茎。

【性状】毛山药　本品略呈圆柱形，弯曲而稍扁，长15～30cm，直径1.5～6cm。表面黄白色或淡黄色，有纵沟、纵皱纹及须根痕，偶有浅棕色外皮残留。体重，质坚实，不易折断，断面白色，粉性。气微，味淡、微酸，嚼之发黏。

山药片 为不规则的厚片，皱缩不平，切面白色或黄白色，质坚脆，粉性。气微，味淡、微酸。

光山药 呈圆柱形，两端平齐，长9～18cm，直径1.5～3cm。表面光滑，白色或黄白色。

【经验鉴别要点】山药白色粉性足，棕色筋脉小点多。

16. 射干 为鸢尾科植物射干 *Belamcanda chinensis*（L.）DC. 的干燥根茎。

【性状】呈不规则结节状，长3～10cm，直径1～2cm。表面黄褐色、棕褐色或黑褐色，皱缩，有较密的环纹。上面有数个圆盘状凹陷的茎痕，偶有茎基残存；下面有残留细根及根痕。质硬，断面黄色，颗粒性。气微，味苦、微辛。

【经验鉴别要点】射干饮片薄片状，外皮褐色须根痕，切面色黄筋脉点，气微味苦也有辛。

17. 莪术 为姜科植物蓬莪术 *Curcuma phaeocaulis* Val.、广西莪术 *C. kwangsiensis* S. G. Lee et C. F. Liang 或温郁金 *C. wenyujin* Y. H. Chenet C. Ling 的干燥根茎。后者习称"温莪术"。

【性状】**蓬莪术** 呈卵圆形、长卵形、圆锥形或长纺锤形，顶端多钝尖，基部钝圆，长2～8cm，直径1.5～4cm。表面灰黄色至灰棕色，上部环节突起，有圆形微凹的须根痕或残留的须根，有的两侧各有1列下陷的芽痕和类圆形的侧生根茎痕，有的可见刀削痕。体重，质坚实，断面灰褐色至蓝褐色，蜡样，常附有灰棕色粉末，皮层与中柱易分离，内皮层环纹棕褐色。气微香，味微苦而辛。

广西莪术 环节稍突起，断面黄棕色至棕色，常附有淡黄色粉末，内皮层环纹黄白色。

温莪术 断面黄棕色至棕褐色，常附有淡黄色至黄棕色粉末。气香或微香。

【经验鉴别要点】莪术断面灰黑色，内皮白圈套白点。

18. 姜黄 为姜科植物姜黄 *Curcuma Longa* L. 的干燥根茎。

【性状】呈不规则卵圆形、圆柱形或纺锤形，常弯曲，有的具短叉状分枝，长2～5cm，直径1～3cm。表面深黄色，粗糙，有皱缩纹理和明显环节，并有圆形分枝痕及须根痕。质坚实，不易折断，断面棕黄色至金黄色，角质样，有蜡样光泽，内皮层环纹明显，维管束呈点状散在。气香特异，味苦、辛。

【经验鉴别要点】姜黄圆形长条形，面黄皱缩有环节，断面金黄角质样，气香特异味苦辛。

19. 郁金 为姜科植物温郁金 *Curcuma wenyujin* Y. H. Chen et C. Ling、姜黄 *C. Longa* L.、广西莪术 *C. kwangsiensis* S. G. Lee et C. F. Liang 或蓬莪术 *C. phaeocaulis* Val. 的干燥块根。前两者分别习称"温郁金"和"黄丝郁金"，其余按性状不同习称"桂郁金"或"绿丝郁金"。

【性状】**温郁金** 呈长圆形或卵圆形，稍扁，有的微弯曲，两端渐尖，长3.5～7cm，直径1.2～2.5cm。表面灰褐色或灰棕色，具不规则的纵皱纹，纵纹隆起处色较浅。质坚实，断面灰棕色，角质样；内皮层环明显。气微香，味微苦。

黄丝郁金 呈纺锤形，有的一端细长，长2.5～4.5cm，直径1～1.5cm。表面棕灰色或灰黄色，具细皱纹。断面橙黄色，外周棕黄色至棕红色。气芳香，味辛辣。

桂郁金 呈长圆锥形或长圆形，长2～6.5cm，直径1～1.8cm。表面具疏浅纵纹或较粗糙网状皱纹。气微，味微辛苦。

绿丝郁金 呈长椭圆形，较粗壮，长1.5–3.5cm，直径1～1.2cm。气微，味淡。

【经验鉴别要点】姜黄植物之块根，入药称为黄郁金。形体卵圆或长圆，中间较粗两端尖。表面灰黄密细纹，断面光亮质实坚。色黄角质圆心显，味辛而苦气微淡。

20. 天麻 为兰科植物天麻 *Gastrodia elata* Bl. 的干燥块茎。

【性状】呈椭圆形或长条形，略扁，皱缩而稍弯曲，长3～15cm，宽1.5～6cm，厚0.5～2cm。表面黄白色至黄棕色，有纵皱纹及由潜伏芽排列而成的横环纹多轮，有时可见棕褐色菌索。顶端有红棕色至深棕色鹦嘴状的芽或残留茎基；另端有圆脐形疤痕。质坚硬，不易折断，断面较平坦，黄白色至淡棕色，角质样。气微，味甘。

【经验鉴别要点】鹦哥嘴，凹肚脐，外有环点干姜皮，春空冬实心有别，松香断面要牢记。

21. **山慈菇** 为兰科植物杜鹃兰*Cremastra appendiculata*（D.Don）Makino、独蒜兰*Pleione bulbocodioides*（Franch.）Rolfe或云南独蒜兰*Pleione yunnanensis* Rolfe的干燥假鳞茎。前者习称"毛慈菇"，后二者习称"冰球子"。

【性状】**毛慈菇** 呈不规则扁球形或圆锥形，顶端渐突起，基部有须根痕。长1.8～3cm，膨大部直径1～2cm。表面黄棕色或棕褐色，有纵皱纹或纵沟，中部有2～3条微突起的环节，节上有鳞片叶干枯腐烂后留下的丝状纤维。质坚硬，难折断，断面灰白色或黄白色，略呈角质。气微，味淡，带黏性。

冰球子 呈圆锥形，瓶颈状或不规则团块，直径1～2cm，高1.5～2.5cm。顶端渐尖，尖端断头处呈盘状，基部膨大且圆平，中央凹入，有1～2条环节，多偏向一侧。撞去外皮者表面黄白色，带表皮者浅棕色，光滑，有不规则皱纹。断面浅黄色，角质半透明。

【经验鉴别要点】顶端渐尖圆球形，表面暗黄或灰棕。底面平凹残须根，皱纹纵沟表面生。中部环节称"腰带"，纤维细毛丝状形。质重角质黄白色，断面遇水有黏性。

22. **白及** 为兰科植物白及*Bletilla striata*（Thunb.）Reichb. f. 的干燥块茎。

【性状】呈不规则扁圆形，多有2～3个爪状分枝，少数具4～5个爪状分枝，长1.5～6cm，厚0.5～3cm。表面灰白色至灰棕色或黄白色，有数圈同心环节和棕色点状须根痕，上面有突起的茎痕，下面有连接另一块茎的痕迹。质坚硬，不易折断，断面类白色，角质样。气微，味苦，嚼之有黏性。

【经验鉴别要点】白及鹰爪形，头部显环纹，性黏透明样，止血敛疮灵。

二、药材显微特征观察

1. 麦冬

【组织】表皮细胞1列或脱落，根被为3～5列木化细胞。皮层宽广，散有含草酸钙针晶束的黏液细胞，有的针晶直径至10μm；内皮层细胞壁均匀增厚，木化，有通道细胞，外侧为1列石细胞，其内壁及侧壁增厚，纹孔细密。中柱较小，韧皮部束16～22个，木质部由导管、管胞、木纤维以及内侧的木化细胞连结成环层。髓小，薄壁细胞类圆形（图4-1）。

2. 百部

【组织】**直立百部** 根被为3～4列细胞，壁木栓化及木化，具致密的细条纹。皮层较宽。中柱韧皮部束与木质部束各19～27个，间隔排列，韧皮部束内侧有少数非木化纤维；木质部束导管2～5个，并有木纤维和管胞，导管类多角形，径向直径约至48μm，偶有导管深入至髓部。髓部散有少数细小纤维（图4-2）。

3. 半夏

【粉末】粉末类白色。淀粉粒甚多，单粒类圆形、半圆形或圆多角形，直径2～20mm，脐点裂缝状、人字状或星状；复粒由2～6分粒组成。草酸钙针晶束存在于椭圆形黏液细胞中，或随处散在，针晶长20～144μm。螺纹导管直径10～24μm（图4-3）。

4. 浙贝母

【粉末】粉末淡黄白色。淀粉粒甚多，单粒卵形、广卵形或椭圆形，直径6～56μm，层纹不明显。表皮细胞类多角形或长方形，垂周壁连珠状增厚；气孔少见，副卫细胞4～5个。草酸钙结晶少见，细小，多呈颗粒状，有的呈梭形、方形或细杆状。导管多为螺纹，直径至18μm（图4-4）。

5. 天麻

【粉末】粉末黄白色至黄棕色。厚壁细胞椭圆形或类多角形，直径70～180μm，壁厚3～8μm，木化，纹孔明显。草酸钙针晶成束或散在，长25～75μm。用甘油醋酸试液装片观察含糊化多糖类物的薄壁细胞无色，有的细胞可见长卵形、长椭圆形或类圆形颗粒，遇碘液显棕色或淡棕紫色。螺纹导管、网纹导管及环纹导管直径8～30μm（图4-5）。

实验报告 •••

1. 写出麦冬、百部的横切面结构特征，拍摄横切面组织图，并绘制其组织简图。
2. 写出半夏、浙贝母、天麻粉末的主要显微特征，并绘制或拍摄其粉末显微特征图。

思考题 •••

1. 如何鉴别天麻的真伪优劣？
2. 列表比较双子叶植物根与单子叶植物根的主要性状鉴别特征。

	双子叶植物根	单子叶植物根
形状		
表面		
断面		
有无异常构造		

3. 列表比较双子叶植物根与单子叶植物根的主要显微鉴别特征。

	双子叶植物根	单子叶植物根
构造类型		
最外层		
维管束类型和组成		
维管束排列方式		
有无髓部		
有无异常构造		

实验五　茎木类中药的性状与显微鉴定

图片

实验目的与要求 ···

掌握　茎木类中药的性状和显微鉴定方法；川木通等药材及饮片的性状特征；木通、鸡血藤、沉香的显微特征。

实验仪器、试剂及材料 ···

1. 仪器　生物显微镜、镊子、解剖针、载玻片、盖玻片、酒精灯、刀片。

2. 试剂　水合氯醛试液、稀甘油试液、斯氏液、蒸馏水、乙醇等。

3. 材料　川木通、木通、大血藤、苏木、鸡血藤、桂枝、降香、沉香、通草、小通草、钩藤药材及饮片；木通、鸡血藤横切面永久制片，沉香三切面永久制片。

实验内容 ···

一、药材性状特征观察

1. 川木通　为毛茛科植物小木通 *Clematis armandii* Franch. 或绣球藤 *C. montana* Buch.-Ham. 的干燥藤茎。

【性状】呈长圆柱形，略扭曲，长50~100cm，直径2~3.5cm。表面黄棕色或黄褐色，有纵向凹沟及棱线；节处多膨大，有叶痕及侧枝痕。残存皮部易撕裂。质坚硬，不易折断。切片厚2~4mm，边缘不整齐，残存皮部黄棕色，木部浅黄棕色或浅黄色，有黄白色放射状纹理及裂隙，其间布满导管孔，髓部较小，类白色或黄棕色，偶有空腔。气微，味淡。

【经验鉴别要点】茎呈细长圆柱形，外皮灰黄或褐棕。具有纵棱节膨大，叶柄侧枝痕迹明。体轻质坚不易断，断面裂隙放射形。小孔组成同心环，木部黄白或黄棕。气微味苦内外黄，无黑心者是优等。

2. 木通　为木通科植物木通 *Akebia quinata*（Thunb.）Decne.、三叶木通 *A. trifoliata*（Thunb.）Koidz. 或白木通 *A. trifoliata*（Thunb.）Koidz. var. *australis*（Diels）Rehd. 的干燥藤茎。

【性状】呈圆柱形，常稍扭曲，长30~70cm，直径0.5~2cm。表面灰棕色至灰褐色，外皮粗糙而有许多不规则的裂纹或纵沟纹，具突起的皮孔。节部膨大或不明显，具侧枝断痕。体轻，质坚实，不易折断，断面不整齐，皮部较厚，黄棕色，可见淡黄色颗粒状小点，木部黄白色，射线呈放射状排列，髓小或有时中空，黄白色或黄棕色。气微，味微苦而涩。

【经验鉴别要点】长圆柱形稍扭曲，浅纵沟纹较清晰。表面灰黄或淡棕，节较膨大体轻虚。断面皮薄木宽广，小孔排列成环状。同心环纹放射纹，组成纹理蜘蛛网。断面黄白皮部深，颜色变黑药不当。

3. 大血藤　为木通科植物大血藤 *Sargentodoxa cuneata*（Oliv.）Rehd. et Wils. 的干燥藤茎。

【性状】呈圆柱形，略弯曲，长30~60cm，直径1~3cm。表面灰棕色，粗糙，外皮常呈鳞片状剥落，剥落处显暗红棕色，有的可见膨大的节和略凹陷的枝痕或叶痕。质硬，断面皮部红棕色，有数处向内嵌入木部，木部黄白色，有多数细孔状导管，射线呈放射状排列。气微，味微涩。

【经验鉴别要点】略呈弯曲圆柱茎，外表粗糙色灰棕。长短不一节膨大，并有疣凸鳞片生。剥落露出暗红色，断面皮部呈红棕。内里木部黄白色，皮部红棕环状形。红棕射线车轮纹，气香微涩苦味轻。

4. 苏木　为豆科植物苏木 *Caesalpinia sappan* L. 的干燥心材。

【性状】呈长圆柱形或对剖半圆柱形，长10～100cm，直径3～12cm。表面黄红色至棕红色，具刀削痕，常见纵向裂缝。质坚硬。断面略具光泽，年轮明显，有的可见暗棕色、质松、带亮星的髓部。气微，味微涩。

【经验鉴别要点】形体条块或圆柱，或是弯曲疙瘩棱。表面暗红或黄棕，红黄相间纵条形。心材刀削痕迹清，并有凹入细油孔。质坚体重纤维性，断面同心环纹明。中央点状亮结晶，味微甘涩微香清。投入热水浸泡中，水被染成樱桃红。

5. 鸡血藤　为豆科植物密花豆 *Spatholobus suberectus* Dunn 的干燥藤茎。

【性状】呈椭圆形、长矩圆形或不规则的斜切片，厚0.3～1cm。栓皮灰棕色，有的可见灰白色斑，栓皮脱落处显红棕色。质坚硬。切面木部红棕色或棕色，导管孔多数；韧皮部有树脂状分泌物呈红棕色至黑棕色，与木部相间排列呈数个同心性椭圆形环或偏心性半圆形环；髓部偏向一侧。气微，味涩。

【经验鉴别要点】本品圆柱之藤茎，表面灰棕弯扁形。栓皮脱落呈红棕，明显纵沟点皮孔。横截断面髓心小，髓偏一侧不在中。颜色淡红木质部，韧皮黑褐或褐红。与木相间成排列，形成多个半圆形。气微味苦带涩性，褐红树脂多优等。

6. 桂枝　为樟科植物肉桂 *Cinnamomum cassia* Presl 的干燥嫩枝。

【性状】呈长圆柱形，多分枝，长30～75cm，粗端直径0.3～1cm。表面红棕色至棕色，有纵棱线、细皱纹及小疙瘩状的叶痕、枝痕和芽痕，皮孔点状。质硬而脆，易折断。切片厚2～4mm，切面皮部红棕色，木部黄白色至浅黄棕色，髓部略呈方形。有特异香气，味甜、微辛，皮部味较浓。

【经验鉴别要点】嫩枝顶稍扁四棱，外皮紫棕细圆茎。桂枝质脆易折断，断面黄白或黄棕。气香味甜而又辣，无枯枝者为优等。

7. 降香　为豆科植物降香檀 *Dalbergia odorifera* T. Chen 的树干和根的干燥心材。

【性状】呈类圆柱形或不规则块状。表面紫红色或红褐色，切面有致密的纹理。质硬，有油性。气微香，味微苦。

【经验鉴别要点】降香木材来劈碎，块片粗细不规则。表面凹点或刀痕，表面暗红或紫色。并有纵向长线纹，质硬断面紫红色。体重入水能下沉，燃烧香浓留白灰。

8. 沉香　为瑞香科植物白木香 *Aquilaria sinensis*（Lour.）Gilg 含有树脂的木材。

【性状】呈不规则块、片状或盔帽状，有的为小碎块。表面凹凸不平，有刀痕，偶有孔洞，可见黑褐色树脂与黄白色木部相间的斑纹，孔洞及凹窝表面多呈朽木状。质较坚实，断面刺状。气芳香，味苦。

【经验鉴别要点】大小不一呈块形，加工刀痕面不平。含油不同色不一，黑棕条斑含油重。木质淡棕含油轻，深浅交错斑纹清。入水半沉或下沉，油多质重为优等。燃烧浓烟出油性，特异香气四溢升。

9. 通草　为五加科植物通脱木 *Tetrapanax papyrifer*（Hook.）K. Koch 的干燥茎髓。

【性状】呈圆柱形，长20～40cm，直径1～2.5cm。表面白色或淡黄色，有浅纵沟纹。体轻，质松软，稍有弹性，易折断，断面平坦，显银白色光泽，中部有直径0.3～1.5cm的空心或半透明的薄膜，纵剖面呈梯状排列，实心者少见。气微，味淡。

【经验鉴别要点】茎髓略呈圆柱体，直径最粗二厘米。表面洁白或淡黄，有浅纵沟成纹理。中有薄膜半透明，纵剖隔膜排整齐。弹性疏松浮于水，断面银白无味气。

10. 小通草　为旌节花科植物喜马山旌节花 *Stachyurus himalaicus* Hook. f.et Thoms.、中国旌节花

S. chinensis Franch. 或山茱萸科植物青荚叶 *Helwingia japonica*（Thunb.）Dietr. 的干燥茎髓。

【性状】**旌节花**　呈圆柱形，长30～50cm，直径0.5～1cm。表面白色或淡黄色，无纹理。体轻，质松软，捏之能变形，有弹性，易折断，断面平坦，无空心，显银白色光泽。水浸后有黏滑感。气微，味淡。

青荚叶　表面有浅纵条纹。质较硬，捏之不易变形。水浸后无黏滑感。

【经验鉴别要点】细长圆柱之茎髓，表面微黄或色白。并显光滑无纹理，断面银白之光泽。稍有弹性能折断，用手捏之能变扁。水浸之后黏滑感，体轻气无而味淡。

11. **钩藤**　为茜草科植物钩藤 *Uncaria rhynchophylla*（Miq.）Miq. ex Havil.、大叶钩藤 *U. macrophylla* Wall.、毛钩藤 *U. hirsuta* Havil.、华钩藤 *U. sinensis*（Oliv.）Havil. 或无柄果钩藤 *U. sessilifructus* Roxb. 的干燥带钩茎枝。

【性状】茎枝呈圆柱形或类方柱形，长2～3cm，直径0.2～0.5cm。表面红棕色至紫红色者具细纵纹，光滑无毛；黄绿色至灰褐色者有的可见白色点状皮孔，被黄褐色柔毛。多数枝节上对生两个向下弯曲的钩（不育花序梗），或仅一侧有钩，另一侧为突起的疤痕；钩略扁或稍圆，先端细尖，基部较阔；钩基部的枝上可见叶柄脱落后的窝点状痕迹和环状的托叶痕。质坚韧，断面黄棕色，皮部纤维性，髓部黄白色或中空。气微，味淡。

【经验鉴别要点】藤茎带钩圆柱形，表面红棕或紫棕。茎上有节呈环状，节上双钩呈对生。向下弯曲似船锚，既有单生也侧生。钩的大小各不等，钩的基部宽扁形。髓部黄白或中空，双钩茎细色紫棕。

二、药材显微特征观察

1. 木通

【组织】横切面　木栓细胞数列，常含有褐色内含物；栓内层细胞含草酸钙小棱晶，含晶细胞壁不规则加厚，弱木化。皮层细胞6～10列，有的也含有数个小棱晶。中柱鞘有含晶纤维束与含晶石细胞群交替排列成连续的浅波浪形环带。维管束16～26个。髓部细胞明显（图5-1）。

2. 鸡血藤

【组织】横切面　木栓细胞数列，含棕红色物。皮层较窄，散有石细胞群，胞腔内充满棕红色物；薄壁细胞含草酸钙方晶。维管束异型，由韧皮部与木质部相间排列成数轮。韧皮部最外侧为石细胞群与纤维束组成的厚壁细胞层；射线多被挤压；分泌细胞甚多，充满棕红色物，常数个至10多个切向排列成带状；纤维束较多，非木化至微木化，周围细胞含草酸钙方晶，形成晶纤维，含晶细胞壁木化增厚；石细胞群散在。木质部射线有的含棕红色物；导管多单个散在，类圆形，直径约至400μm；木纤维束亦均形成晶纤维；木薄壁细胞少数含棕红色物（图5-2）。

3. 沉香

【组织】横切面　射线宽1～2列细胞，充满棕色树脂。导管圆多角形，直径42～128μm，有的含棕色树脂。木纤维多角形，直径20～45μm，壁稍厚，木化。木间韧皮部扁长椭圆状或条带状，内含树脂，常与射线相交，细胞壁薄，非木化，内间散有少数纤维，有的薄壁细胞含草酸钙柱晶。

切向纵切面　木射线细胞同型性，宽1～2列细胞，高4～20个细胞。多为具缘纹孔短节导管，两端平截，具缘纹孔导管排列紧密，内含黄棕色树脂块。纤维细长，壁较薄，有单纹孔。木间韧皮部细胞长方形。

径向纵切面　木射线细胞排列成横向带状，高4～20层细胞，细胞为方形或略长方形。余同切向纵切面（图5-3）。

实验报告 •••

1. 写出木通、鸡血藤的横切面结构特征，并拍摄横切面组织图。

2. 描述沉香的三切面结构特征。

思考题 •••

1. 通过观察，总结木类药材的一般性状鉴别特征。

2. 如何区分大血藤和鸡血藤?

实验六　皮类中药的性状与显微鉴定

图片

实验目的与要求 •••

掌握　皮类中药的性状和显微鉴定方法；桑白皮等药材及饮片的性状特征；厚朴、肉桂、黄柏、杜仲的显微特征。

实验仪器、试剂及材料 •••

1. **仪器**　生物显微镜、镊子、解剖针、载玻片、盖玻片、酒精灯、刀片。
2. **试剂**　水合氯醛试液、稀甘油试液、斯氏液等。
3. **材料**　桑白皮、牡丹皮、厚朴、肉桂、杜仲、黄柏、关黄柏、白鲜皮、苦楝皮、五加皮、秦皮、香加皮、地骨皮药材及饮片；厚朴、肉桂横切面永久制片；杜仲、肉桂、黄柏粉末。

实验内容 •••

一、药材性状特征观察

1. **桑白皮**　为桑科植物桑 *Morus alba* L. 的干燥根皮。

【性状】呈扭曲的卷筒状、槽状或板片状，长短宽窄不一，厚1~4mm。外表面白色或淡黄白色，较平坦，有的残留橙黄色或棕黄色鳞片状粗皮；内表面黄白色或灰黄色，有细纵纹。体轻，质韧，纤维性强，难折断，易纵向撕裂，撕裂时有粉尘飞扬。气微，味微甘。

【经验鉴别要点】桑树根皮去外皮，长板形状而扭曲。双边内卷成半筒，根皮厚约三毫米。外表类白内黄白，少带棕黄外粗皮。体轻质韧难折断，撕裂之时有粉飞。

2. **牡丹皮**　为毛茛科植物牡丹 *Paeonia suffruticosa* Andr. 的干燥根皮。

【性状】**连丹皮**　呈筒状或半筒状，有纵剖开的裂缝，略向内卷曲或张开，长5~20cm，直径0.5~1.2cm，厚0.1~0.4cm。外表面灰褐色或黄褐色，有多数横长皮孔样突起和细根痕，栓皮脱落处粉红色；内表面淡灰黄色或浅棕色，有明显的细纵纹，常见发亮的结晶。质硬而脆，易折断，断面较平坦，淡粉红色，粉性。气芳香，味微苦而涩。

刮丹皮　外表面有刮刀削痕，外表面红棕色或淡灰黄色，有时可见灰褐色斑点状残存外皮。

【经验鉴别要点】丹皮卷筒状，灰褐或紫棕，内有结晶沟，清热又活血。

3. **厚朴**　为木兰科植物厚朴 *Magnolia officinalis* Rehd. et Wils. 或凹叶厚朴 *M. officinalis* Rehd. et Wils. var. *biloba* Rehd. et Wils. 的干燥干皮、根皮及枝皮。

【性状】**干皮**　呈卷筒状或双卷筒状，长30~35cm，厚0.2~0.7cm，习称"筒朴"；近根部的干皮一端展开如喇叭口，长13~25cm，厚0.3~0.8cm，习称"靴筒朴"。外表面灰棕色或灰褐色，粗糙，有时呈鳞片状，较易剥落，有明显椭圆形皮孔和纵皱纹，刮去粗皮者显黄棕色。内表面紫棕色或深紫褐色，较平滑，具细密纵纹，划之显油痕。质坚硬，不易折断，断面颗粒性，外层灰棕色，内层紫褐色或棕色，有油性，有的可见多数小亮星。气香，味辛辣、微苦。

根皮（根朴）　呈单筒状或不规则块片；有的弯曲似鸡肠，习称"鸡肠朴"。质硬，较易折断，断面纤维性。

枝皮（枝朴）　呈单筒状，长10~20cm，厚0.1~0.2cm。质脆，易折断，断面纤维性。

【经验鉴别要点】细根剥皮"毛根朴"，长短不一形样多。有的长条单卷筒，或有双卷或片裂。弯曲如肠"鸡肠朴",外皮灰棕或灰褐。并有细密纵皱纹,内表紫棕或棕色。味微苦辣气辛香,嚼之残渣又较多。

4. 肉桂　为樟科植物肉桂 *Cinnamomum cassia* Presl 的干燥树皮。

【性状】呈槽状或卷筒状,长30~40cm,宽或直径3~10cm,厚0.2~0.8cm。外表面灰棕色,稍粗糙,有不规则的细皱纹和横向突起的皮孔,有的可见灰白色的斑纹;内表面红棕色,略平坦,有细纵纹,划之显油痕。质硬而脆,易折断,断面不平坦,外层棕色而较粗糙,内层红棕色而油润,两层间有1条黄棕色的线纹。气香浓烈,味甜、辣。

【经验鉴别要点】本品凹槽压制成,外皮灰棕或褐棕。内表黄棕或棕色,并显光洁表面平。刻划油痕色深棕,味甜又辛气香浓。嚼之无渣味甜辣,皮细油性质优等。

5. 杜仲　为杜仲科植物杜仲 *Eucommia ulmoides* Oliv. 的干燥树皮。

【性状】呈板片状或两边稍向内卷,大小不一,厚3~7mm。外表面淡棕色或灰褐色,有明显的皱纹或纵裂槽纹,有的树皮较薄,未去粗皮,可见明显的皮孔。内表面暗紫色,光滑。质脆,易折断,断面有细密、银白色、富弹性的橡胶丝相连。气微,味稍苦。

【经验鉴别要点】杜仲扁平或微卷,断面胶丝紧相连;皮内紫棕平而滑,外皮纵裂极明显。

6. 黄柏　为芸香科植物黄皮树 *Phellodendron chinense* Schneid. 的干燥树皮。

【性状】呈板片状或浅槽状,长宽不一,厚1~6mm。外表面黄褐色或黄棕色,平坦或具纵沟纹,有的可见皮孔痕及残存的灰褐色粗皮;内表面暗黄色或淡棕色,具细密的纵棱纹。体轻,质硬,断面纤维性,呈裂片状分层,深黄色。气微,味极苦,嚼之有黏性。

【经验鉴别要点】长短不一板片状,剥去栓皮色棕黄。表面细密纵裂纹,内表淡棕或暗黄。体轻质硬分层裂,断面深黄纤维状。气微味苦黏液性,嚼之唾液染成黄。

7. 关黄柏　为芸香科植物黄檗 *Phellodendron amurense* Rupr. 的干燥树皮。

【性状】呈板片状或浅槽状,长宽不一,厚2~4mm。外表面黄绿色或淡棕黄色,较平坦,有不规则的纵裂纹,皮孔痕小而少见,偶有灰白色的粗皮残留;内表面黄色或黄棕色。体轻,质较硬,断面纤维性,有的呈裂片状分层,鲜黄色或黄绿色。气微,味极苦,嚼之有黏性。

【经验鉴别要点】相对黄柏皮层薄,外表棕黄纵纹裂。残留栓皮有弹性,栓皮较厚暗灰色。内表黄绿或黄棕,断面鲜黄或黄绿。

8. 白鲜皮　为芸香科植物白鲜 *Dictamnus dasycarpus* Turcz. 的干燥根皮。

【性状】呈卷筒状,长5~15cm,直径1~2cm,厚0.2~0.5cm。外表面灰白色或淡灰黄色,具细纵皱纹和细根痕,常有突起的颗粒状小点;内表面类白色,有细纵纹。质脆,折断时有粉尘飞扬,断面不平坦,略呈层片状,剥去外层,迎光可见闪烁的小亮点。有羊膻气,味微苦。

【经验鉴别要点】本品呈现卷筒状,外表灰白淡灰黄。皱纹根痕均较细,内表类白平滑光。质地松脆易折断,断时白粉有飞扬。断面不平显层次,迎光观察晶点亮。气味羊膻又微苦,以肉厚自去皮良。

9. 苦楝皮　为楝科植物川楝 *Melia toosendan* Sieb.et Zucc. 或楝 *M. azedarach* L. 的干燥树皮和根皮。

【性状】呈不规则板片状、槽状或半卷筒状,长宽不一,厚2~6mm。外表面灰棕色或灰褐色,粗糙,有交织的纵皱纹和点状灰棕色皮孔,除去粗皮者淡黄色;内表面类白色或淡黄色。质韧,不易折断,断面纤维性,呈层片状,易剥离。气微,味苦。

【经验鉴别要点】根皮片状槽状形,长短宽狭各不同。外表灰褐或灰棕,内表淡黄细纹纵。断面层层成片状,气无味苦质韧轻。杆皮槽形或卷筒,外表灰褐或灰棕。断面纤维层片状,气味皆与根皮同。

10. 五加皮　为五加科植物细柱五加 *Acanthopanax gracilistylus* W. W. Smith的干燥根皮。

【性状】呈不规则卷筒状,长5~15cm,直径0.4~1.4cm,厚约0.2cm。外表面灰褐色,有稍扭曲的纵皱纹和横长皮孔样斑痕；内表面淡黄色或灰黄色，有细纵纹。体轻，质脆，易折断，断面不整齐，灰白色。气微香，味微辣而苦。

【经验鉴别要点】根皮细长卷筒形，具纵皱纹横皮孔。外表颜色呈灰褐，内表淡黄或黄棕。体轻而脆易折断，断面灰白不齐整。气香味微辣而苦，皮厚气香为优等。

11. 秦皮　为木犀科植物苦枥白蜡树 *Fraxinus rhynchophylla* Hance、白蜡树 *F. chinensis* Roxb.、尖叶白蜡树 *F. szaboana* Lingelsh. 或宿柱白蜡树 *F. stylosa* Lingelsh. 的干燥枝皮或干皮。

【性状】枝皮　呈卷筒状或槽状，长 10～60cm，厚 1.5～3mm。外表面灰白色、灰棕色至黑棕色或相间呈斑状，平坦或稍粗糙，并有灰白色圆点状皮孔及细斜皱纹，有的具分枝痕。内表面黄白色或棕色，平滑。质硬而脆，断面纤维性，黄白色。气微，味苦。

干皮　为长条状块片，厚 3～6mm。外表面灰棕色，具龟裂状沟纹及红棕色圆形或横长的皮孔。质坚硬，断面纤维性较强。

【经验鉴别要点】卷筒或成条状多，外表黑褐或灰褐。并生灰白色花斑，内表光滑淡棕色。老干粗糙有龟裂，断面黄白纤维多。易成剥离层片裂，秦皮气微味苦特。药材制碎浸水中，阳光照射水溶液。呈现荧光碧蓝色，此种特征作鉴别。

12. 香加皮　为萝藦科植物杠柳 *Periploca sepium* Bge. 的干燥根皮。

【性状】呈卷筒状或槽状，少数呈不规则的块片状，长 3～10cm，直径 1～2cm，厚 0.2～0.4cm。外表面灰棕色或黄棕色，栓皮松软常呈鳞片状，易剥落。内表面淡黄色或淡黄棕色，较平滑，有细纵纹。体轻，质脆，易折断，断面不整齐，黄白色。有特异香气，味苦。

【经验鉴别要点】根皮槽状或圆筒，或不规则片块形。外表面呈灰棕色，栓皮松软鳞片层。内表面呈淡黄棕，有细纵纹较滑平。体轻质脆易折断，断面黄白不齐整。嗅之特异气香气，味苦而有刺激性。

13. 地骨皮　为茄科植物枸杞 *Lycium chinense* Mill. 或宁夏枸杞 *L. barbarum* L. 的干燥根皮。

【性状】呈筒状或槽状，长 3～10cm，宽 0.5～1.5cm，厚 0.1～0.3cm。外表面灰黄色至棕黄色，粗糙，有不规则纵裂纹，易成鳞片状剥落。内表面黄白色至灰黄色，较平坦，有细纵纹。体轻，质脆，易折断，断面不平坦，外层黄棕色，内层灰白色。气微，味微甘而后苦。

【经验鉴别要点】糟皮白里无香气。

二、药材显微特征观察

1. 厚朴

【组织】木栓层为 10 余列细胞；有的可见落皮层。皮层外侧有石细胞环带，内侧散有多数油细胞和石细胞群。韧皮部射线宽 1～3 列细胞；纤维多数个成束；亦有油细胞散在（图 6-1）。

2. 杜仲

【粉末】粉末棕色。橡胶丝成条或扭曲成团，表面显颗粒性。石细胞甚多，大多成群，类长方形、类圆形、长条形或形状不规则，长约至 180μm，直径 20～80μm，壁厚，有的胞腔内含橡胶团块。木栓细胞表面观多角形，直径 15～40μm，壁不均匀增厚，木化，有细小纹孔；侧面观长方形，壁三面增厚，一面薄，孔沟明显（图 6-2）。

3. 肉桂

【组织】木栓细胞数列，最内层细胞外壁增厚，木化。皮层较宽，散有石细胞和油细胞。中柱鞘部位有石细胞群，断续排列成环，外侧伴有纤维束。石细胞通常外壁较薄，内壁及侧壁较厚。韧皮部射线宽 1～2 列细胞，含细小草酸钙针晶；纤维常 2～3 个成束；油细胞随处可见。薄壁细胞含淀粉粒（图 6-3）。

【粉末】红棕色。纤维大多单个散在，长梭形，长195~920μm，直径约至50μm，壁厚，木化，纹孔不明显。石细胞类方形或类圆形，直径32~88μm，壁厚，有的一面菲薄。油细胞类圆形或长圆形，直径45~108μm。草酸钙针晶细小，长4~7μm，散在于射线细胞中。木栓细胞多角形，含红棕色物（图6-4）。

4. 黄柏

【粉末】鲜黄色。纤维鲜黄色，直径16~38μm，常成束，周围细胞含草酸钙方晶，形成晶纤维；含晶细胞壁木化增厚。石细胞鲜黄色，类圆形或纺锤形，直径35~128μm，有的呈分枝状，枝端锐尖，壁厚，层纹明显；有的可见大型纤维状的石细胞，长可达900μm。草酸钙方晶众多（图6-5）。

实验报告 •••

1. 写出厚朴、肉桂的横切面结构特征，拍摄横切面组织图，并绘制其组织简图。
2. 写出杜仲、肉桂、黄柏粉末的主要显微特征，并绘制或拍摄其粉末显微特征图。

思考题 •••

1. 通过观察，总结皮类药材的一般性状鉴别特征。
2. 列表比较厚朴、肉桂横切面显微特征的不同点。

实验七　叶类中药的性状与显微鉴定

图片

实验目的与要求 •••

掌握　叶类中药的性状和显微鉴定方法；石韦等药材及饮片的性状特征；大青叶、番泻叶、艾叶的显微特征。

实验仪器、试剂及材料 •••

1. **仪器**　生物显微镜、镊子、解剖针、载玻片、盖玻片、酒精灯、刀片。

2. **试剂**　水合氯醛试液、稀甘油试液、斯氏液等。

3. **材料**　石韦、侧柏叶、淫羊藿、蓼大青叶、大青叶、枇杷叶、番泻叶、罗布麻叶、紫苏叶、艾叶、桑叶药材或饮片；大青叶横切面永久制片；大青叶、番泻叶、艾叶粉末。

实验内容 •••

一、药材性状特征观察

1. 石韦　为水龙骨科植物庐山石韦 *Pyrrosia sheareri*（Bak.）Ching、石韦 *P. lingua*（Thunb.）Farwell 或有柄石韦 *P. petiolosa*（Christ）Ching 的干燥叶。

【性状】**庐山石韦**　叶片略皱缩，展平后呈披针形，长10～25cm，宽3～5cm。先端渐尖，基部耳状偏斜，全缘，边缘常向内卷曲；上表面黄绿色或灰绿色，散布有黑色圆形小凹点；下表面密生红棕色星状毛，有的侧脉间布满棕色圆点状的孢子囊群。叶柄具四棱，长10～20cm，直径1.5～3mm，略扭曲，有纵槽。叶片革质。气微，味微涩苦。

石韦　叶片披针形或长圆披针形，长8～12cm，宽1～3cm。基部楔形，对称。孢子囊群在侧脉间，排列紧密而整齐。叶柄长5～10cm，直径约1.5mm。

有柄石韦　叶片多卷曲呈筒状，展平后呈长圆形或卵状长圆形，长3～8cm，宽1～2.5cm。基部楔形，对称；下表面侧脉不明显，布满孢子囊群。叶柄长3～12cm，直径约1mm。

【经验鉴别要点】叶柄近似圆柱形，叶柄扭曲槽沟清。基部楔形叶端尖，叶面散生圆凹坑。上面黄绿或灰绿，下面密生星状毛。星状毛是红棕色，叶片革质又坚脆。

2. 侧柏叶　为柏科植物侧柏 *Platycladus orientalis*（L.）Franco 的干燥枝梢和叶。

【性状】多分枝，小枝扁平。叶细小鳞片状，交互对生，贴伏于枝上，深绿色或黄绿色。质脆，易折断。气清香，味苦涩、微辛。

【经验鉴别要点】叶为细小鳞片状，贴伏扁平在枝上。表面绿色或深绿，小枝较多扁平状。质坚而脆易断碎，断面黄白或淡黄。味微苦而又微辛，嗅之气味微清香。

3. 淫羊藿　为小檗科植物淫羊藿 *Epimedium brevicornu* Maxim.、箭叶淫羊藿 *E. sagittatum*（Sieb. et Zucc.）Maxim.、柔毛淫羊藿 *E. pubescens* Maxim. 或朝鲜淫羊藿 *E. koreanum* Nakai 的干燥叶。

【性状】**淫羊藿**　二回三出复叶；小叶片卵圆形，长3～8cm，宽2～6cm；先端微尖，顶生小叶基部心形，两侧小叶较小，偏心形，外侧较大，呈耳状，边缘具黄色刺毛状细锯齿；上表面黄绿色，下表面灰绿色，主脉7～9条，基部有稀疏细长毛，细脉两面突起，网脉明显；小叶柄长1～5cm。叶片近革质。气微，味微苦。

箭叶淫羊藿　一回三出复叶，小叶片长卵形至卵状披针形，长4~12cm，宽2.5~5cm；先端渐尖，两侧小叶基部明显偏斜，外侧多呈箭形。下表面疏被粗短伏毛或近无毛。叶片革质。

柔毛淫羊藿　一回三出复叶；叶下表面及叶柄密被绒毛状柔毛。

朝鲜淫羊藿　二回三出复叶；小叶较大，长4~10cm，宽3.5~7cm，先端长尖。叶片较薄。

【经验鉴别要点】茎呈细长圆柱形，颜色黄绿或黄棕。干后纵棱茎中空，一茎三枝九叶生。二回三出为复叶，三枝九叶草得名。叶缘刺毛锯齿状，基部心形卵圆形。叶面深绿有光泽，叶背黄绿又带青。叶脉疏生白柔毛，气无味苦纸质型。

4. 蓼大青叶　为蓼科植物蓼蓝 *Polygonum tinctorium* Ait. 的干燥叶。

【性状】多皱缩、破碎，完整者展平后呈椭圆形，长3~8cm，宽2~5cm。蓝绿色或黑蓝色，先端钝，基部渐狭，全缘。叶脉浅黄棕色，于下表面略突起。叶柄扁平，偶带膜质托叶鞘。质脆。气微，味微涩而稍苦。

【经验鉴别要点】干燥叶片多皱缩，有的破碎或脱落。中脉呈现淡黄棕，叶片全缘椭圆形。茎黄棕色略扁缩，具有沟纹或纵棱。节间膨大质脆轻，断面淡黄茎中空。气微味淡枝叶全，茎黄叶绿为优等。

5. 大青叶　为十字花科植物菘蓝 *Isatis indigotica* Fort. 的干燥地上部分。

【性状】多皱缩卷曲，有的破碎。完整叶片展平后呈长椭圆形至长圆状倒披针形，长5~20cm，宽2~6cm；上表面暗灰绿色，有的可见色较深稍突起的小点；先端钝，全缘或微波状，基部狭窄下延至叶柄呈翼状；叶柄长4~10cm，淡棕黄色。质脆。气微，味微酸、苦、涩。

6. 枇杷叶　为蔷薇科植物枇杷 *Eriobotrya japonica*（Thunb.）Lindl. 的干燥叶。

【性状】呈长圆形或倒卵形，长12~30cm，宽4~9cm。先端尖，基部楔形，边缘有疏锯齿，近基部全缘。上表面灰绿色、黄棕色或红棕色，较光滑；下表面密被黄色绒毛，主脉于下表面显著突起，侧脉羽状；叶柄极短，被棕黄色绒毛。革质而脆，易折断。气微，味微苦。

【经验鉴别要点】叶片形体长椭圆，基部楔形叶端尖。上部锯齿基全缘，羽状网脉中脉显。上面棕绿有光泽，叶背灰绿锈色见。叶片革质又较脆，密被毛茸叶柄短。刷去毛茸切成丝，气无味苦蜜炙甜。

7. 番泻叶　为豆科植物狭叶番泻 *Cassia angustifolia* Vahl 或尖叶番泻 *C. acutifolia* Delilede 的干燥小叶。

【性状】狭叶番泻呈长卵形或卵状披针形，长1.5~5cm，宽0.4~2cm，叶端急尖，叶基稍不对称，全缘。上表面黄绿色，下表面浅黄绿色，无毛或近无毛，叶脉稍隆起。革质。气微弱而特异，味微苦，稍有黏性。

尖叶番泻呈披针形或长卵形，略卷曲，叶端短尖或微突，叶基不对称，两面均有细短毛茸。

【经验鉴别要点】叶片卵状披针形，叶端有尖边齐整。基部两边不对称，叶背叶脉凸显明。叶面呈现黄绿色，叶背色浅有毛茸。气弱特异味微苦，叶片革质具韧性。

8. 罗布麻叶　为夹竹桃科植物罗布麻 *Apocynum venetum* L. 的干燥叶。

【性状】多皱缩卷曲，有的破碎，完整叶片展平后呈椭圆状披针形或卵圆状披针形，长2~5cm，宽0.5~2cm。淡绿色或灰绿色，先端钝，有小芒尖，基部钝圆或楔形，边缘具细齿，常反卷，两面无毛，叶脉于下表面突起；叶柄细，长约4mm。质脆。气微，味淡。

【经验鉴别要点】罗布麻叶绿脆边，椭披卵状细齿连。先端钝尖小芒现，基部钝圆楔形显。叶脉下突质轻盈，气微味淡肝经行。降压利水功效著，盐碱之地多野生。

9. 紫苏叶　为唇形科植物紫苏 *Perilla frutescens*（L.）Britt. 的干燥叶（或带嫩枝）。

【性状】叶片多皱缩卷曲、破碎，完整者展平后呈卵圆形，长4~11cm，宽2.5~9cm。先端长尖或急尖，基部圆形或宽楔形，边缘具圆锯齿。两面紫色或上表面绿色，下表面紫色，疏生灰白色毛，下表面有多数凹点状的腺鳞。叶柄长 2～7cm，紫色或紫绿色。质脆。带嫩枝者，枝的直径2～5mm，紫绿色，断面中部有髓。气清香，味微辛。

【经验鉴别要点】紫苏叶片皱且卷，展平卵圆紫绿间。尖部渐尖基部圆，边缘锯齿细又繁。两面毛疏色各异，上绿下紫显分端。叶柄长紫质且脆，香气浓郁味微甘。

10. 艾叶　为菊科植物艾 *Artemisia argyi* Levl. et Vant. 的干燥叶。

【性状】多皱缩、破碎，有短柄。完整叶片展平后呈卵状椭圆形，羽状深裂，裂片椭圆状披针形，边缘有不规则的粗锯齿，上表面灰绿色或深黄绿色，有稀疏的柔毛及腺点；下表面密生灰白色绒毛。质柔软。气清香，味苦。

【经验鉴别要点】干燥叶片多皱缩，质柔而软羽状裂。边缘锯齿灰绿色，两面均生绒毛多。下面毛绒灰白色，味微苦辛香浓烈。

11. 桑叶　为桑科植物桑 *Morus alba* L. 的干燥叶。

【性状】多皱缩、破碎。完整者有柄，叶片展平后呈卵形或宽卵形，长8～15cm，宽7～13cm。先端渐尖，基部截形、圆形或心形，边缘有锯齿或钝锯齿，有的不规则分裂。上表面黄绿色或浅黄棕色，有的有小疣状突起；下表面颜色稍浅，叶脉突出，小脉网状，脉上被疏毛，脉基具簇毛。质脆。气微，味淡、微苦涩。

【经验鉴别要点】桑叶皱缩多破碎，完整柄长卵形叶。黄绿浅棕上面覆，下色较浅脉明显。锯齿边缘密柔毛，簇毛脉基质脆坚。气微味淡苦涩感，霜后采者质更佳。

二、药材显微特征观察

1. 大青叶

【组织】主脉横切面上下表皮均为1列横向延长的细胞，外被角质层。叶肉组织栅栏细胞3～4列，近长方形，与海绵细胞分化不明显，略呈长圆形。主脉维管束4～9个，外韧型，中间1个形状较大，每个维管束上下侧均可见厚壁组织（图7-1）。

【粉末】粉末绿褐色。下表皮细胞垂周壁稍弯曲，略成连珠状增厚；气孔不等式，副卫细胞3～4个。叶肉组织分化不明显；叶肉细胞中含蓝色细小颗粒状物，亦含橙皮苷样结晶（图7-2）。

2. 番泻叶

【粉末】粉末淡绿色或黄绿色。晶纤维多，草酸钙方晶直径12～15μm。非腺毛单细胞，长100～350μm，直径12～25μm，壁厚，有疣状突起。草酸钙簇晶存在于叶肉薄壁细胞中，直径9～20μm。上下表皮细胞表面观呈多角形，垂周壁平直；上下表皮均有气孔，主为平轴式，副卫细胞大多为2个，也有3个（图7-3）。

3. 艾叶

【粉末】粉末绿褐色。非腺毛有两种：一种为T形毛，顶端细胞长而弯曲，两臂不等长，柄2～4细胞；另一种为单列性非腺毛，3～5细胞，顶端细胞特长而扭曲，常断落。腺毛表面观鞋底形，由4、6细胞相对叠合而成，无柄。草酸钙簇晶，直径3～7μm，存在于叶肉细胞中（图7-4）。

实验报告 •••

1. 写出大青叶的横切面结构特征，拍摄横切面组织图，并绘制其组织简图。

2. 写出大青叶、番泻叶、艾叶粉末的主要显微特征，并绘制或拍摄其粉末显微特征图。

思考题 •••

    1. 通过观察，总结叶类药材的一般性状鉴别特征。

    2. 如何分辨叶类药材的上表面和下表面？

    3. 如何区分大青叶和蓼大青叶？

实验八　花类中药的性状与显微鉴定

图片

实验目的与要求 ●●●

掌握　花类中药的性状和显微鉴定方法；松花粉等药材及饮片的性状特征；红花、金银花、丁香的显微特征。

实验仪器、试剂及材料 ●●●

1. **仪器**　生物显微镜、镊子、解剖针、载玻片、盖玻片、酒精灯、刀片。
2. **试剂**　水合氯醛试液、稀甘油试液、斯氏液等。
3. **材料**　松花粉、辛夷、槐花、丁香、洋金花、金银花、山银花、旋覆花、款冬花、菊花、野菊花、红花蒲黄药材或饮片；红花、金银花、丁香粉末。

实验内容 ●●●

一、药材性状特征观察

1. **松花粉**　为松科植物马尾松 *Pinus massoniana* Lamb.、油松 *P. tabulieformis* Carr. 或同属数种植物的干燥花粉。

【性状】淡黄色的细粉。体轻，易飞扬，手捻有滑润感。气微，味淡。

2. **辛夷**　为木兰科植物望春花 *Magnolia biondii* Pamp.、玉兰 *M. denudata* Desr. 或武当玉兰 *M. sprengeri* Pamp. 的干燥花蕾。

【性状】**望春花**　呈长卵形，似毛笔头，长1.2~2.5cm，直径0.8~1.5cm。基部常具短梗，长约5mm，梗上有类白色点状皮孔。苞片2~3层，每层2片，两层苞片间有小鳞芽，苞片外表面密被灰白色或灰绿色茸毛，内表面类棕色，无毛。花被片9，棕色，外轮花被片3，条形，约为内两轮长的1/4，呈萼片状，内两轮花被片6，每轮3，轮状排列。雄蕊和雌蕊多数，螺旋状排列。体轻，质脆。气芳香，味辛凉而稍苦。

玉兰　长1.5~3cm，直径1~1.5cm。基部枝梗较粗壮，皮孔浅棕色。苞片外表面密被灰白色或灰绿色茸毛。花被片9，内外轮同型。

武当玉兰　长2~4cm，直径1~2cm。基部枝梗粗壮，皮孔红棕色。苞片外表面密被淡黄色或淡黄绿色茸毛，有的最外层苞片茸毛已脱落而呈黑褐色。花被片10~12（15），内外轮无显著差异。

【经验鉴别要点】辛夷花蕾长卵形，毛笔头状似天成。苞片多层密覆茸，灰白灰绿色分明。花被片多显棕色，质轻易碎性轻盈。

3. **槐花**　为豆科植物槐 *Sophora japonica* L. 的干燥花及花蕾。

【性状】**槐花**　皱缩而卷曲，花瓣多散落。完整者花萼钟状，黄绿色，先端5浅裂；花瓣5，黄色或黄白色，1片较大，近圆形，先端微凹，其余4片长圆形。雄蕊10，其中9个基部连合，花丝细长。雌蕊圆柱形，弯曲。体轻。气微，味微苦。

槐米　呈卵形或椭圆形，长2~6mm，直径约2mm。花萼下部有数条纵纹。萼的上方为黄白色未开放的花瓣。花梗细小。体轻，手捻即碎。气微，味微苦涩。

【经验鉴别要点】本品卷曲而皱缩，花瓣干后多散落。完整花萼呈钟状，基部花萼黄绿色。花瓣五枚黄白色，雌蕊一枚雄蕊多。体轻无臭味微苦，色黄无杂为优等。

4. 丁香　为桃金娘科植物丁香 *Eugenia caryophyllata* Thunb. 的干燥花蕾。

【性状】略呈研棒状，长1～2cm。花冠圆球形，直径0.3～0.5cm，花瓣4，复瓦状抱合，棕褐色或褐黄色，花瓣内为雄蕊和花柱，搓碎后可见众多黄色细粒状的花药。萼筒圆柱状，略扁，有的稍弯曲，长0.7～1.4cm，直径0.3～0.6cm，红棕色或棕褐色，上部有4枚三角状的萼片，十字状分开。质坚实，富油性。气芳香浓烈，味辛辣、有麻舌感。

【经验鉴别要点】药用丁香为花蕾，四瓣相包乳钵锤。表面颜色呈紫棕，花萼四片三角形。下部花柄是圆柱，质脆易断显油性。强烈芳香味麻辣，花大油足紫优等。

5. 洋金花　为茄科植物白花曼陀罗 *Datura metel* L. 的干燥花。

【性状】多皱缩成条状，完整者长9～15cm。花萼呈筒状，长为花冠的2/5，灰绿色或灰黄色，先端5裂，基部具纵脉纹5条，表面微有茸毛；花冠呈喇叭状，淡黄色或黄棕色，先端5浅裂，裂片有短尖，短尖下有明显的纵脉纹3条，两裂片之间微凹；雄蕊5，花丝贴生于花冠筒内，长为花冠的3/4；雌蕊1，柱头棒状。烘干品质柔韧，气特异。晒干品质脆，气微，味微苦。

【经验鉴别要点】毛曼陀罗干燥花，一般花冠带花萼。花冠有尖整十个，萼筒上有五棱角。花冠黄白或黄棕，花萼披有白毛茸。气微质柔味微苦，花冠如纸易破碎。

6. 金银花　为忍冬科植物忍冬 *Lonicera japonica* Thunb. 的干燥花蕾或带初开的花。

【性状】呈棒状，上粗下细，略弯曲，长2～3cm，上部直径约3mm，下部直径约1.5mm。表面黄白色或绿白色（贮久色渐深），密被短柔毛。偶见叶状苞片。花萼绿色，先端5裂，裂片有毛，长约2mm。开放者花冠筒状，先端二唇形；雄蕊5，附于筒壁，黄色；雌蕊1，子房无毛。气清香，味淡、微苦。

【经验鉴别要点】干燥花蕾呈棒状，略有弯曲色淡黄。花蕾上粗下渐细，密生柔毛似筒状。花冠开放似唇形，花萼五裂色绿黄。雄蕊五枚雌一枚，花蕊须状伸出长。花蕾黄白花深黄，故有金银花名扬。

7. 山银花　为忍冬科植物灰毡毛忍冬 *Lonicera macranthoides* Hand.–Mazz.、红腺忍冬 *L. hypoglauca* Miq.、华南忍冬 *L. confusa* DC. 或黄褐毛忍冬 *L. fulvoto- mentosa* Hsu et S. C. Cheng 的干燥花蕾或带初开的花。

【性状】**灰毡毛忍冬**　呈棒状而稍弯曲，长3～4.5cm，上部直径约2mm，下部直径约1mm。表面黄色或黄绿色。总花梗集结成簇，开放者花冠裂片不及全长之半。质稍硬，手捏之稍有弹性。气清香，味微苦甘。

红腺忍冬　长2.5～4.5cm，直径0.8～2mm。表面黄白色至黄棕色，无毛或疏被毛，萼筒无毛，先端5裂，裂片长三角形，被毛，开放者花冠下唇反转，花柱无毛。

华南忍冬　长1.6～3.5cm，直径0.5～2mm。萼筒和花冠密被灰白色毛。

黄褐毛忍冬　长1～3.4cm，直径1.5～2mm。花冠表面淡黄棕色或黄棕色，密被黄色茸毛。

8. 旋覆花　为菊科植物旋覆花 *Inula japonica* Thunb. 或欧亚旋覆花 *I. britannica* L. 的干燥头状花序。

【性状】呈扁球形或类球形，直径1～2cm。总苞由多数苞片组成，呈覆瓦状排列，苞片披针形或条形，灰黄色，长4～11mm；总苞基部有时残留花梗，苞片及花梗表面被白色茸毛，舌状花1列，黄色，长约1cm，多卷曲，常脱落，先端3齿裂；管状花多数，棕黄色，长约5mm，先端5齿裂；子房顶端有多数白色冠毛，长5～6mm。有的可见椭圆形小瘦果。体轻，易散碎。气微，味微苦。

【经验鉴别要点】头状花序扁球形，每朵小花具短柄。苞片多数灰绿色，花托外围列四层。花托半圆淡黄色，舌状管状花组成。花冠黄色多脱落，白色冠毛瘦果顶。质轻味苦易散碎，花序完整为优等。

9. 款冬花 为菊科植物款冬 *Tussilago farfara* L. 的干燥花蕾。

【性状】呈长圆棒状。单生或2~3个基部连生，长1~2.5cm，直径0.5~1cm。上端较粗，下端渐细或带有短梗，外面被有多数鱼鳞状苞片。苞片外表面紫红色或淡红色，内表面密被白色絮状茸毛。体轻，撕开后可见白色茸毛。气香，味微苦而辛。

【经验鉴别要点】花蕾长圆棒状形，单一或二三连生。药界俗称"连三朵"，鳞状苞片有数层。上粗下细有短柄，细小花朵苞片中。苞片粉紫淡棕褐，内有珠丝絮状茸。口中嚼之如棉絮，味微苦辛气香清。

10. 菊花 为菊科植物菊 *Chrysanthemum morifolium* Ramat. 的干燥头状花序。

【性状】**亳菊** 呈倒圆锥形或圆筒形，有时稍压扁呈扇形，直径1.5~3cm，离散。总苞碟状；总苞片3~4层，卵形或椭圆形，草质，黄绿色或褐绿色，外面被柔毛，边缘膜质。花托半球形，无托片或托毛。舌状花数层，雌性，位于外围，类白色，劲直，上举，纵向折缩，散生金黄色腺点；管状花多数，两性，位于中央，为舌状花所隐藏，黄色，顶端5齿裂。瘦果不发育，无冠毛。体轻，质柔润，干时松脆。气清香，味甘、微苦。

滁菊 呈不规则球形或扁球形，直径1.5~2.5cm。舌状花类白色，不规则扭曲，内卷，边缘皱缩，有时可见淡褐色腺点；管状花大多隐藏。

贡菊 呈扁球形或不规则球形，直径1.5~2.5cm。舌状花白色或类白色，斜升，上部反折，边缘稍内卷而皱缩，通常无腺点；管状花少，外露。

杭菊 呈碟形或扁球形，直径2.5~4cm，常数个相连成片。舌状花类白色或黄色，平展或微折叠，彼此粘连，通常无腺点；管状花多数，外露。

怀菊 呈不规则球形或扁球形，直径1.5~2.5cm。多数为舌状花，舌状花类白色或黄色，不规则扭曲，内卷，边缘皱缩，有时可见腺点；管状花大多隐藏。

【经验鉴别要点】头状花序类球形，商品规格有多种。外层花瓣呈舌状，中间密集管状形。有黄有白之花型，绿色花蒂基部生。三至四层萼包片，形似叶片极密层。

11. 野菊花 为菊科植物野菊 *Chrysanthemum indicum* L. 的干燥头状花序。

【性状】呈类球形，直径0.3~1cm，棕黄色。总苞由4~5层苞片组成，外层苞片卵形或条形，外表面中部灰绿色或浅棕色，通常被白毛，边缘膜质；内层苞片长椭圆形，膜质，外表面无毛。总苞基部有的残留总花梗。舌状花1轮，黄色至棕黄色，皱缩卷曲；管状花多数，深黄色。体轻。气芳香，味苦。

【经验鉴别要点】干燥花朵类球形，层层苞片来组成。外层苞片长条状，被有白毛色淡棕。内层苞片椭圆状，总苞基部有花梗。外层舌状花卷曲，中间管状花两性。花朵较小色深黄，味苦芳香体质轻。

12. 红花 为菊科植物红花 *Carthamus tinctorius* L. 的干燥花。

【性状】不带子房的管状花，长1~2cm。表面红黄色或红色。花冠筒细长，先端5裂，裂片呈狭条形，长5~8mm；雄蕊5，花药聚合成筒状，黄白色；柱头长圆柱形，顶端微分叉。质柔软。气微香，味微苦。

【经验鉴别要点】花冠干燥气微香，纤细如毛色红黄，皱缩成团多散乱，上端花冠呈管状。先端五裂色橙红，雄蕊柱头色皆黄。略有香气味微苦，红花保色易阴晾。

13. 蒲黄 为香蒲科植物水烛香蒲 *Typha angustifolia* L.、东方香蒲 *T. orientalis* Presl或同属植物的干燥花粉。

【性状】黄色粉末。体轻，放水中则飘浮水面。手捻有滑腻感，易附着手指上。气微，味淡。

【经验鉴别要点】细小花粉粉末状，粉末颜色呈鲜黄。质轻松软滑润感，如遇微风易飞扬。投入水中浮水面，放大观察颗粒状。

二、药材显微特征观察

1. 松花粉

【粉末】粉末淡黄色。花粉粒椭圆形，长45～55μm，直径29～40μm，表面光滑，两侧各有一膨大的气囊，气囊有明显的网状纹理，网眼多角形（图8-1）。

2. 红花

【粉末】粉末橙黄色。花冠、花丝、柱头碎片多见，有长管状分泌细胞常位于导管旁，直径约至66μm，含黄棕色至红棕色分泌物。花冠裂片顶端表皮细胞外壁突起呈短绒毛状。柱头和花柱上部表皮细胞分化成圆锥形单细胞毛，先端尖或稍钝。花粉粒类圆形、椭圆形或橄榄形，直径约至60μm，具3个萌发孔，外壁有齿状突起。草酸钙方晶存在于薄壁细胞中，直径2～6μm（图8-2）。

3. 金银花

【粉末】粉末浅黄棕色或黄绿色。腺毛较多，头部倒圆锥形、类圆形或略扁圆形，4～33细胞，排成2～4层，直径30～64～108μm，柄部1～5细胞，长可达700μm。非腺毛有两种：一种为厚壁非腺毛，单细胞，长可达900μm，表面有微细疣状或泡状突起，有的具螺纹；另一种为薄壁非腺毛，单细胞，甚长，弯曲或皱缩，表面有微细疣状突起。草酸钙簇晶直径6～45μm。花粉粒类圆形或三角形，表面具细密短刺及细颗粒状雕纹，具3孔沟（图8-3）。

4. 丁香

【粉末】粉末暗红棕色。纤维梭形，顶端钝圆，壁较厚。花粉粒众多，极面观三角形，赤道表面观双凸镜形，具3副合沟。草酸钙簇晶众多，直径4～26μm，存在于较小的薄壁细胞中。油室多破碎，分泌细胞界限不清，含黄色油状物（图8-4）。

实验报告 •••

写出松花粉、红花、金银花、丁香粉末的主要显微特征，并绘制或拍摄其粉末显微特征图。

思考题 •••

1. 通过观察，总结花类药材的一般性状鉴别特征。
2. 如何区分红花和西红花？

实验九　果实及种子类中药的性状与显微鉴定

图片

实验目的与要求 •••

掌握　果实及种子类中药的性状和显微鉴定方法；五味子等药材及饮片的性状特征；五味子、砂仁、小茴香、苦杏仁的显微特征。

实验仪器、试剂及材料 •••

1. 仪器　生物显微镜、镊子、解剖针、载玻片、盖玻片、酒精灯、刀片。

2. 试剂　水合氯醛试液、稀甘油试液、斯氏液等。

3. 材料　五味子，肉豆蔻，葶苈子，木瓜，山楂，苦杏仁，桃仁，乌梅，决明子，补骨脂，枳实，枳壳，香橼，陈皮，吴茱萸，酸枣仁，小茴香，蛇床子，山茱萸，连翘，菟丝子，牵牛子，夏枯草，栀子，瓜蒌，车前子，牛蒡子，薏苡仁，槟榔，砂仁等药材及饮片；五味子、砂仁、小茴香横切面永久制片；五味子、砂仁及苦杏仁粉末。

实验内容 •••

一、药材性状特征观察

1. 五味子　为木兰科植物五味子 *Schisandra chinensis*（Turcz.）Baill. 的干燥成熟果实。习称"北五味子"。

【性状】呈不规则的球形或扁球形，直径5～8mm。表面红色、紫红色或暗红色，皱缩，显油润；有的表面呈黑红色或出现"白霜"。果肉柔软，种子1～2，肾形，表面棕黄色，有光泽，种皮薄而脆。果肉气微，味酸；种子破碎后，有香气，味辛、微苦。

【经验鉴别要点】果肉味酸，种子肾形表面滑。

2. 肉豆蔻　为肉豆蔻科植物肉豆蔻 *Myristica fagrans* Houtt. 的干燥种仁。

【性状】药材呈卵形或椭圆形，长2～3cm，直径1.5～2.5cm，表面灰色或灰黄色，或被有白色石灰粉，表面有网状沟纹，一侧有明显的纵沟（种脊的位置），较宽的一端有浅色的圆形隆起（种脐的位置），在狭端有暗色凹陷（合点的位置）。质坚实，难破碎，断面不平坦，纵剖面可见外面有一层暗棕色的外胚乳向内伸入，与类白色的内胚乳交错，形成类似槟榔样纹理。气芳香而强烈，味辛。

【经验鉴别要点】肉豆蔻，理石纹，香辣味。

3. 葶苈子　为十字花科植物独行菜 *Lepidium apetalum* Willd 或播娘蒿 *Descurainia Sophia*（L.）Webb ex Prantl 的干燥成熟种子。前者习称"北葶苈子"，后者习称"南葶苈子"。

【性状】**北葶苈子**　呈扁卵形，长1～1.5mm，宽0.5～1mm。一端钝圆；另一端渐尖而微凹，凹处现白色点（种脐）。表面棕色或红棕色，具多数细微颗粒状突起，可见2条纵列的浅槽。味微辛，遇水黏滑性较强。

南葶苈子　呈长圆形略扁，长0.8～1.2mm，宽约0.5mm。表面棕色或红棕色，微有光泽，具纵沟2条。一端钝圆，另端微凹或较平截，两面常不对称。气微，味微辛、苦，略带黏性。

【经验鉴别要点】种子扁平倒卵形，颜色呈现淡红棕。放大镜下来观察，两条纵向浅沟形。一端钝圆一端尖，嚼之感觉较黏滑。

4. 木瓜 为蔷薇科植物贴梗海棠 *Chaenomeles speciosa*（Sweet）Nakai 的干燥近成熟果实。

【性状】呈长圆形，多纵剖成两半，长4~9cm，宽2~5cm，厚1~2.5cm。外表紫红色或棕红色，有多数不规则的深皱纹，剖面边缘向内卷曲，果肉红棕色，中心部分可见凹陷的棕黄色子房室，种子常脱落，脱落处表面平滑而光亮。种子形似橘核稍大而扁，表面红棕色，有皱纹。质坚实。果肉微有清香气，味酸。

【经验鉴别要点】皱皮木瓜长圆形，外皮紫红或棕红。表面布满深纹皱，纵切边缘内卷形。果肉黄棕或淡棕，中心黄棕呈凹坑。种似结核大而扁，果肉酸涩味香清。

5. 山楂 本品为蔷薇科植物山里红 *Crataegus pinnatifida* Bge. var. *major* N. E. Br. 或山楂 *C. pinnatifida* Bge. 的干燥成熟果实。

【性状】药材为圆形片，皱缩不平，直径1~2.5cm，厚2~4mm。外皮红色，有细皱纹和灰白色的小点。果肉深黄色至浅棕色。横切面具5粒浅黄色果核，有的已脱落，有的片上可见细短的果柄或凹陷的花萼残迹。气微清香，味酸、微甜。

【经验鉴别要点】山楂白斑酸。

6. 苦杏仁 为蔷薇科植物山杏 *Prunus armeniaca* L. var. *ansu* Maxim.、西伯利亚杏 *P. sibirica* L.、东北杏 *P. mandshurica*（Maxim.）Koehne 或杏 *P. armeniaca* L. 的干燥成熟种子。

【性状】几种杏仁外形相似，呈扁心形，长1~1.9cm，宽0.8~1.5cm，厚0.5~0.8cm。表面黄棕色至深棕色，一端尖，另端钝圆，肥厚，左右不对称，尖端一侧有短线形种脐，圆端合点处向上具多数深棕色的脉纹。种皮薄，子叶2，乳白色，富油性。气微，味苦。

【经验鉴别要点】苦杏仁，扁心形，钝圆边，小横脉。

7. 桃仁 为蔷薇科植物桃 *Prunus persica*（L.）Batsch 或山桃 *P. davidiana*（Carr.）Franch. 的干燥成熟种子。

【性状】桃仁 呈扁长卵形，长1.2~1.8cm，宽0.8~1.2cm，厚2~4mm。表面黄棕色或红棕色，密布颗粒状突起。一端尖，中部膨大，另端钝圆稍偏斜，边缘较薄。尖端一侧有短线状种脐，自圆端合点处向上散出多数纵向维管束脉纹。种皮薄，子叶2，类白色，富油性。气微，味微苦。

山桃仁 呈类卵圆形，较小而肥厚，长约0.9cm，宽约0.7cm，厚约0.5cm。

【经验鉴别要点】家桃仁，脉直顺，合点歪，边有刃。

8. 乌梅 为蔷薇科植物梅 *Prunus mume*（Sieb.）Sieb. et Zucc. 的干燥近成熟果实。

【性状】呈类球形或扁球形，直径1.5~3cm。表面乌黑色至棕黑色，皱缩不平，基部有圆形果梗痕。果肉略柔软，果核坚硬，椭圆形，棕黄色，表面有凹点；种子1，扁卵形，淡黄色。气微，味极酸。

【经验鉴别要点】形体扁圆类球形，表面皱缩而不平。表面灰黑或棕黑，肉薄柔韧核大硬。果核椭圆点凹坑，内含种仁一枚整。果肉气特味极酸，肉厚个大为优等。

9. 决明子 为豆科植物决明 *Cassia obtusifolia* L. 或小决明 *C. tora* L. 的干燥成熟种子。

【性状】决明 略呈菱方形或短圆柱形，两端平行倾斜，长3~7mm，宽2~4mm。表面绿棕色或暗棕色，平滑有光泽。一端较平坦，另端斜尖，背腹面各有1条突起的棱线，棱线两侧各有1条斜向对称而色较浅的线形凹纹。质坚硬，不易破碎。种皮薄，子叶2，黄色，呈"S"形折曲并重叠。气微，味微苦。

小决明 呈短圆柱形，较小，长3~5mm，宽2~3mm。表面棱线两侧各有1片宽广的浅黄棕色带。

【经验鉴别要点】决明形体呈菱形，表面黄绿或褐棕。一端平截另端斜，表面平滑有线棱。质坚而硬种皮薄，子叶黄色或暗棕。胚乳淡黄灰白色，气味微苦嚼豆腥。

10. 补骨脂 为豆科植物补骨脂 *Psoralea corylifolia* L. 的干燥成熟果实。

【性状】本品呈肾形，略扁，长 3～5mm，宽 2～4mm，厚约 1.5mm。表面黑色、黑褐色或灰褐色，具细微网状皱纹。顶端圆钝，有一小突起，凹侧有果梗痕。质硬。果皮薄，与种子不易分离；种子 1 枚，子叶 2，黄白色，有油性。气香，味辛、微苦。

【经验鉴别要点】果实扁圆略肾形，一侧微凹另侧弓。表面黑褐较粗糙，具有细微网纹生。质坚又硬不易碎，种仁黄白或淡棕。味微辛苦气微香，种仁富有油脂性。

11. 枳实 本品为芸香科植物酸橙 *Citrus aurantium* L. 及其栽培变种或甜橙 *C. sinensis* Osbeck 的干燥幼果。

【性状】呈半球形，少数为球形，直径 0.5～2.5cm。外表面黑绿色或暗棕绿色，有颗粒状的突起和皱纹，有果柄痕迹。切面略现隆起，光滑，黄白色或黄褐色，厚 3～12mm，边缘有 1～2 列油室，果皮不易剥离，中央有棕褐色的瓤囊，呈车轮形。质坚硬。气清香，味苦而微酸。

【经验鉴别要点】枳实皮厚，颗粒突起，苦后酸。

12. 枳壳 为芸香科植物酸橙 *Citrus aurantium* L. 及其栽培变种的干燥未成熟果实。

【性状】呈半球形，直径 3～5cm。外果皮棕褐色至褐色，有颗粒状突起，突起的顶端有凹点状油室；有明显的花柱残迹或果梗痕。切面中果皮黄白色，光滑而稍隆起，厚 0.4～1.3cm，边缘散有 1～2 列油室，瓤囊 7～12 瓣，少数至 15 瓣，汁囊干缩呈棕色至棕褐色，内藏种子。质坚硬，不易折断。气清香，味苦、微酸。

【经验鉴别要点】枳壳中果皮大于 4 毫米，橘子味。

13. 香橼 本品为芸香科植物枸橼 *Citrus medica* L. 或香圆 *C. wilsonii* Tanaka 的干燥成熟果实。

【性状】枸橼 圆形或长圆形片，直径 4～10cm，厚 2～5mm。横切片外果皮黄色或黄绿色，边缘呈波状，散有凹入的油点；中果皮厚 1～3cm，黄白色，有不规则网状突起的维管束；瓤囊 10～17 室，纵切片中心柱较粗壮。质柔韧。气清香，味微甜而苦辛。

香圆 类球形、半球形或圆片，直径 4～7cm，表面黑绿色或黄绿色，密被凹陷的小油点及网状隆起的粗皱纹，顶端有花柱残痕及隆起的环圈，基部有果梗残基。质坚硬。剖面或横切薄片，边缘油点明显；中果皮厚约 0.5cm；瓤囊 9～11 室，棕色或淡红棕色，间有黄白色种子。气香，味酸而苦。

【经验鉴别要点】香橼金钱环，味酸苦。

14. 陈皮 为芸香科植物橘 *Citrus reticulata* Blanco 及其栽培变种的干燥成熟果皮。药材分为"陈皮"和"广陈皮"。

【性状】陈皮 常剥成数瓣，基部相连，有的呈不规则的片状，厚 1～4mm。外表面橙红色或红棕色，有细皱纹和凹下的点状油室；内表面浅黄白色，粗糙，附黄白色或黄棕色筋络状维管束。质稍硬而脆。气香，味辛、苦。

广陈皮 常 3 瓣相连，形状整齐，厚度均匀，约 1mm。点状油室较大，对光照视，透明清晰。质较柔软。

【经验鉴别要点】果皮数瓣呈分裂，基部相连或单个。外表橙红或橙黄，表面粗糙有凹窝。内表白色海绵状，基部残留有橘络。质地柔软带油性，气香浓郁苦辛多。

15. 吴茱萸 为芸香科植物吴茱萸 *Euodia rutaecarpa*（Juss.）Benth.、石虎 *E. rutaecarpa*（Juss.）Benth. var. *officinalis*（Dode）Huang 或疏毛吴茱萸 *E. rutaecarpa*（Juss.）Benth. var. *bodinieri*（Dode）Huang 的干燥近成熟的果实。

【性状】呈球形或略呈五角状扁球形，直径 2～5mm。表面暗黄绿色至褐色，粗糙，有多数点状突起或凹下的油点。顶端有五角星状的裂隙，基部残留被有黄色茸毛的果梗。质硬而脆，横切面可见子房5室，每室有淡黄色种子1粒。气芳香浓郁，味辛辣而苦。

【经验鉴别要点】蒴果扁球五条棱，顶端裂开五角形。表面黑绿有毛茸，具有花萼短果柄。果实质坚而又脆，表面粗糙有凹坑。剖开子房分五室，每室一至二粒种。香气浓烈又刺鼻，味微辛苦辣味重。

16. 酸枣仁　为鼠李科植物酸枣 *Zizizphus jujuba* Mill var. *spinosa*（Bunge）Hu ex H. F. Chou 的干燥成熟种子。

【性状】呈扁圆形或扁椭圆形，长5～9mm，宽5～7mm，厚约3mm。表面紫红色或紫褐色，平滑有光泽，有的有裂纹。有的两面均呈圆隆状突起；有的一面较平坦，中间有1条隆起的纵线纹；另一面稍突起。一端凹陷，可见线形种脐；另端有细小突起的合点。种皮较脆，胚乳白色，子叶2，浅黄色，富油性。气微，味淡。

【经验鉴别要点】酸枣仁紫红，平滑纵线纹。

17. 小茴香　为伞形科植物茴香 *Foeniculum vulgare* Mill. 的干燥成熟果实。

【性状】为双悬果，呈圆柱形，有的稍弯曲，长4～8mm，直径1.5～2.5mm。表面黄绿色或淡黄色，两端略尖，顶端残留有黄棕色突起的柱基，基部有时有细小的果梗。分果呈长椭圆形，背面有纵棱5条，接合面平坦而较宽。横切面略呈五边形，背面的四边约等长。有特异香气，味微甜、辛。

【经验鉴别要点】小茴香两分果，有异香。

18. 蛇床子　为伞形科植物蛇床 *Cnidium monnieri*（L.）Cuss. 的干燥成熟果实。

【性状】为双悬果，呈椭圆形，长2～4mm，直径约2mm。表面灰黄色或灰褐色，顶端有2枚向外弯曲的柱基，基部偶有细柄。分果的背面有薄而突起的纵棱5条，接合面平坦，有2条棕色略突起的纵棱线。果皮松脆，揉搓易脱落，种子细小，灰棕色，显油性。气香，味辛凉，有麻舌感。

【经验鉴别要点】蛇床子背2棱5。

19. 山茱萸　为山茱萸科植物山茱萸 *Cornus officinalis* Sieb. et Zucc. 的干燥成熟果肉。

【性状】呈不规则的片状或囊状，长1～1.5cm，宽0.5～1cm。果皮破裂，皱缩，形状不完整。新鲜时紫红色，贮久渐变紫黑色。表面皱缩，有光泽。顶端有的可见圆形宿萼痕，基部有果柄痕。质柔软。气微，味酸、涩、微苦。以肉厚、柔软、色紫红者为佳。

【经验鉴别要点】山茱萸酸涩微苦，内层突起线。

20. 连翘　为木犀科植物连翘 *Forsythia suspensa*（Thunb.）Vahl 的干燥果实。

【性状】呈长卵形至卵形，稍扁，长1.5～2.5cm，直径0.5～1.3cm。表面有不规则的纵皱纹和多数突起的小斑点，两面各有1条明显的纵沟。顶端锐尖，基部有小果梗或已脱落。青翘多不开裂，表面绿褐色，突起的灰白色小斑点较少；质硬；种子多数，黄绿色，细长，一侧有翅。老翘自顶端开裂或裂成两瓣，表面黄棕色或红棕色，内表面多为浅黄棕色，平滑，具一纵隔；质脆；种子棕色，多已脱落。气微香，味苦。

【经验鉴别要点】连翘表面斑点，两面各一纵沟。

21. 菟丝子　为旋花科植物南方菟丝子 *Cuscuta australis* R. Br. 或菟丝子 *C. chinensis* Lam. 的干燥成熟种子。

【性状】呈类球形，直径1～2mm。表面灰棕色或黄棕色，具细密突起的小点，一端有微凹的线形种脐。质坚实，不易以指甲压碎。用沸水浸泡，表面有黏性，加热煮至种皮破裂时露出白色卷旋状的胚，形如吐丝。气微，味淡。

【经验鉴别要点】突点凹脐吐丝。

22. 牵牛子　为旋花科植物裂叶牵牛 *Pharbitis nil*（L.）Choisy 或圆叶牵牛 *P. purpurea*（L.）Voigt 的干燥成熟种子。

【性状】呈橘瓣状，长4~8mm，宽3~5mm。表面灰黑色（黑丑）或淡黄白色（白丑），背面有1条浅纵沟，腹面棱线的下端有一点状种脐，微凹。质硬，横切面可见淡黄色或黄绿色皱缩折叠的子叶，微显油性。水浸后种皮呈龟裂状，有明显的黏滑感。无臭，味辛、苦，有麻舌感。

【经验鉴别要点】1/6圆球形。

23. 夏枯草　为唇形科植物夏枯草 *Prunella vulgaris* L. 的干燥果穗。

【性状】呈棒状，略扁，长1.5~8cm，直径0.8~1.5cm，淡棕色至棕红色。全穗由数轮至10数轮宿萼与苞片组成，每轮有对生苞片2片，呈扇形，先端尖尾状，脉纹明显，外表面有白毛。每一苞片内有花3朵，花冠多已脱落，宿萼二唇形，内有小坚果4枚，卵圆形，棕色，尖端有白色突起。体轻，气微，味淡。

【经验鉴别要点】夏枯草似毛掸。

24. 栀子　为茜草科植物栀子 *Gardenia jasminoides* Ellis 的干燥成熟果实。

【性状】呈长卵圆形或椭圆形，长1.5~3.5cm，直径1~1.5cm。表面红黄色或棕红色，具6条翅状纵棱，棱间常有1条明显的纵脉纹，并有分枝。顶端残存萼片，基部稍尖，有残留果梗。果皮薄而脆，略有光泽；内表面较浅，有光泽，具2~3条隆起的假隔膜。种子多数，扁卵圆形，集结成团，深红色或红黄色，表面密具细小疣状突起。气微，味微酸而苦。以皮薄、饱满、色红黄者为佳。

【经验鉴别要点】栀子六棱小灯笼。

25. 瓜蒌　为葫芦科植物栝楼 *Trichosanthes kirilowii* Maxim. 或双边栝楼 *T. rosthornii* Harms 的干燥成熟果实。

【性状】呈类球形或宽椭圆形，长7~15cm，直径6~10cm。表面橙红色或橙黄色，皱缩或较光滑，顶端有圆形花柱残基，基部略尖，具残存的果梗。体轻重不一。质脆，易破开，内表面黄白色，有红黄色丝络，果瓤橙黄色，黏稠，与多数种子黏结成团。具焦糖气，味微酸、甜。

【经验鉴别要点】瓜蒌皮子全，果瓤甜。

26. 车前子　为车前科植物车前 *Plantago asiatica* L. 或平车前 *P. depressa* Willd. 的干燥成熟种子。

【性状】呈椭圆形、不规则长圆形或三角状长圆形，略扁，长约2mm，宽约1mm。表面黄棕色至黑褐色，有细皱纹，一面有灰白色凹点状种脐。质硬。气微，味淡。

【经验鉴别要点】车前子棱角白凹脐。

27. 牛蒡子　为菊科植物牛蒡 *Arctium lappa* L. 的干燥成熟果实。

【性状】呈长倒卵形，略扁，微弯曲，长5~7mm，宽2~3mm。表面灰褐色，散有紫黑色斑点，纵棱数条，通常中间1~2条较明显。顶端钝圆，稍宽，顶面具圆环，中间具点状花柱残迹；基部略窄，着生面色较淡。果皮较硬，子叶2，淡黄白色，富油性。气微，味苦后微辛而稍麻舌。

【经验鉴别要点】牛蒡子，小瓜子，圆环点，纵线斑。

28. 薏苡仁　为禾本科植物薏米 *Coix lacryma-jobi* L. var. *mayuen* (Roman.) Stapf 的干燥成熟种仁。

【性状】呈宽卵形或长椭圆形，长4~8mm，宽3~6mm。表面乳白色，光滑，偶有残存的黄褐色种皮。一端钝圆，另端较宽而微凹，有一淡棕色点状种脐。背面圆凸，腹面有1条较宽而深的纵沟。质坚实，断面白色，粉性。气微，味微甜。

【经验鉴别要点】薏苡仁，沟三分。

29. 槟榔　为棕榈科植物槟榔 *Areca catechu* L. 的干燥成熟种子。

【性状】呈扁球形或圆锥形，高1.5~3.5cm，底部直径1.5~3cm。表面淡黄棕色或淡红棕色，具稍凹下的网状沟纹，常附着少量灰白色内果皮碎片。底部中心有圆形凹陷的珠孔，旁边有一明显疤痕状种脐。质坚硬，不易破碎，断面可见棕色种皮与白色胚乳相间的大理石样花纹。气微，味涩、微苦。

【经验鉴别要点】槟榔扁圆或锥形，黄棕红棕色分明。网状沟纹稍凹下，坚硬质地不易崩。断面花纹如大理，棕白相间显分明。气微味涩兼微苦，杀虫消积有奇能。

30. 砂仁　为姜科植物阳春砂 *Amomum villosum* Lour.、绿壳砂 *A. villosum* Lour. var. *xanthioides* T. L. Wu et Senjen 或海南砂 *A. longiligulare* T. L. Wu 的干燥成熟果实。

【性状】**阳春砂、绿壳砂**　果实呈椭圆形或卵圆形，有不明显三棱，1.5～2cm。表面棕褐色，密生刺状突起，顶端有花被残基，基部常带果梗。果皮薄而软。种子集结成团，具三钝棱，中有白色隔膜，将种子团分成3瓣，每瓣有种子5～26粒。种子为不规则多面体，直径2～3mm；表面棕红色或暗褐色，有细皱纹，外被淡棕色膜质假种皮；质硬，胚乳灰白色。气芳香而浓烈，味辛凉、微苦。

海南砂　呈长椭圆形或卵圆形，有明显三棱，长1.5～2cm，直径0.8～1.2cm。表面被片状、分枝状软刺，基部具果梗痕。果皮厚而硬。种子团较小，每瓣有种子3～24粒；种子直径1.5～2mm。气味稍淡。

【经验鉴别要点】蒴果略呈钝三棱，呈现椭圆卵圆形。密生刺状软突起，表面颜色呈褐棕。果皮较薄略革质，种团三瓣种褐棕。每粒种子多面体，味辛温苦气香浓。

二、药材显微特征观察

1. 小茴香

【组织】**分果横切面**　外果皮为1列扁平细胞，外被角质层。中果皮纵棱处有维管束，其周围有多数木化网纹细胞。背面纵棱间各有维管束，其周围有大的椭圆形棕色油管1个，接合面有油管2个，共6个。内果皮为1列扁平薄壁细胞，细胞长短不一；种皮细胞扁长，含棕色物。胚乳细胞多角形，含多数糊粉粒，每个糊粉粒中含有细小草酸钙簇晶（图9-1）。

2. 苦杏仁

【粉末】种皮石细胞单个散在或数个相连，黄棕色至棕色，表面观类多角形、类长圆形或贝壳形，直径25～150μm。种皮外表皮细胞浅橙黄色至棕黄色，常与种皮石细胞相连，类圆形，壁常皱缩（图9-2）。

3. 砂仁

【组织】**阳春砂种子横切面**　假种皮有时残存。种皮表皮细胞1列，径向延长，壁稍厚。下皮细胞1列，含棕色或红棕色物。油细胞层细胞1列，呈切向长方形，长76～106μm，宽16～25μm，含黄色油滴。色素层为数列棕色细胞，细胞多角形，排列不规则。内种皮为1栅状厚壁细胞，黄棕色，内壁及侧壁极厚，胞腔小，内含硅质块。外胚乳细胞含淀粉粒，并有少数细小的草酸钙方晶。内胚乳细胞含细小的糊粉粒及脂肪油滴（图9-3）。

【粉末】灰棕色。种皮表皮细胞淡黄色，表面观长条形，常与下皮细胞上下层垂直排列；下皮胞含棕色或红棕色物。油细胞无色，壁薄，偶见油滴。内种皮厚壁细胞红棕色或黄棕色，表面观多角形，壁厚，非木化，胞腔内含硅质块；断面观为1列栅状细胞，内壁及侧壁极厚，胞腔偏外侧，内含硅质块。色素层细胞皱缩，界限不清，含红棕色或深棕色物。外胚乳细胞类长方形或不规则形，充满由细小淀粉粒集结成的淀粉团，有的包埋有细小草酸钙方晶。内胚乳细胞含细小糊粉粒及脂肪油滴。假种皮细胞狭长，壁薄（图9-4）。

4. 五味子

【组织】**横切面**　外果皮为1列方形或长方形细胞，壁稍厚，外被角质层，散有油细胞；中果皮薄壁细胞10余列，含淀粉粒，散有小型外韧型维管束；内果皮为1列小方形薄壁细胞。种皮最外层为1列径向延长的石细胞，壁厚，纹孔和孔沟细密；其下为数列类圆形、三角形或多角形石细胞，纹孔较大；石细胞层下为数列薄壁细胞，种脊部位有维管束；油细胞层为1列长方形细胞，含棕黄色油滴；

再下为3～5列小形细胞；种皮内表皮为1列小细胞，壁稍厚，胚乳细胞含脂肪油滴及糊粉粒（图9-5）。

【粉末】粉末暗紫色。种皮表皮石细胞表面观呈多角形或长多角形，直径18～50μm，壁厚，孔沟极细密，胞腔内含深棕色物。种皮内层石细胞呈多角形、类圆形或不规则形，直径约至83μm，壁稍厚，纹孔较大。果皮表皮细胞表面观类多角形，垂周壁略呈连珠状增厚，表面有角质线纹。表皮中散有油细胞。中果皮细胞皱缩，含暗棕色物，并含淀粉粒（图9-6）。

实验报告 •••

1.写出砂仁及小茴香的横切面结构特征，拍摄小茴香横切面组织图，并绘制其组织简图。

2.写出五味子、小茴香、砂仁、苦杏仁粉末的主要显微特征，并绘制或拍摄其粉末显微特征图。

思考题 •••

果实、种子类药材的一般性状鉴别特征有哪些？

实验十　全草类中药的性状与显微鉴定

图片

实验目的与要求 •••

掌握　全草中药的性状和显微鉴定方法；麻黄等药材及饮片的性状特征；麻黄、薄荷的显微特征。

实验仪器、试剂及材料 •••

1. **仪器**　生物显微镜、镊子、解剖针、载玻片、盖玻片、酒精灯、刀片。
2. **试剂**　水合氯醛试液、稀甘油试液、斯氏液等。
3. **材料**　麻黄、槲寄生、仙鹤草、紫花地丁、金钱草、广藿香、半枝莲、荆芥、益母草、薄荷、泽兰、香薷、肉苁蓉、锁阳、穿心莲、白花蛇舌草、佩兰、茵陈、青蒿、大蓟、蒲公英、淡竹叶、石斛药材或饮片；麻黄、薄荷、石斛横切面永久制片；麻黄、薄荷粉末。

实验内容 •••

一、药材性状特征观察

1. 麻黄　为麻黄科植物草麻黄 *Ephedra sinica* Stapf、中麻黄 *E. intermedia* Schrenk C. A. Mey. 或木贼麻黄 *E. equisentina* Bunge 的干燥草质茎。

【性状】**草麻黄**　呈细长圆柱形，少分枝，直径1~2mm。有的带少量棕色木质茎。表面淡绿色至黄绿色，有细的纵棱线，触之微有粗糙感。节明显，节间长2~6cm，节上有膜质鳞叶，长3~4mm，裂片2（稀3），锐三角形，先端灰白色，反曲，基部常联合成筒状，红棕色。质轻脆，易折断，断面略是纤维性，周边为绿黄色，髓部呈暗红棕色，近圆形。气微香，味涩、微苦。

中麻黄　小枝多分枝，直径1.5~3mm，有粗糙感。节间长2~6cm，膜质鳞叶长2~3mm，裂片3（稀2），先端锐尖。断面髓部呈三角状圆形。

木贼麻黄　小枝较多分枝，直径1~1.5mm，无粗糙感。节间长1.5~3cm，膜质鳞叶长1~2mm，裂片2（稀3），上部呈短三角形，灰白色，先端多不反曲，基部棕红色至棕黑色。

【经验鉴别要点】麻黄色绿，有节，叶小。

2. 槲寄生　为桑寄生科植物槲寄生 *Viscum coloratum*（Komar.）Nakai 的干燥带叶茎枝。

【性状】茎枝呈圆柱形，2~5叉状分枝；表面黄绿色、金黄色或黄棕色，有纵皱纹；节膨大，节上有分枝或枝痕；体轻，质脆，易折断，断面不平坦，皮部黄色，木部色较浅，射线放射状，髓部常偏向一边。叶对生于枝梢，易脱落，无柄；叶片呈长椭圆状披针形，长2~7cm，宽0.5~1.5cm；先端纯圆，基部楔形，全缘；表面黄绿色，有细皱纹，主脉5出，中间3条明显；革质。气微，味微苦，嚼之有黏性。

【经验鉴别要点】槲寄生黄，髓靠边。

3. 仙鹤草　为蔷薇科植物龙芽草 *Agrimonia piosa* ledeb. 的干燥地上部分。

【性状】全体被白色柔茎下部圆柱形，红棕色，上部方柱形，四边略凹陷，绿褐色，有纵沟及棱线节明显；体轻，质硬，易折断，断面中空。单数羽状复叶互生，暗绿色，皱缩卷曲。质脆，易碎。叶片有大小两种，相间生于叶轴上，顶端小叶较大，完整小叶展平后呈卵形或长椭圆形先端尖，基部楔形，边缘有锯齿；托叶2，抱茎，斜卵形。总状花序细长，花下部呈筒状萼筒上部有钩刺，先端5裂，花瓣黄色。气微，味微苦。

【经验鉴别要点】仙鹤草被毛果菱形。

4. **紫花地丁**　为堇菜科植物紫花地丁 *Viola yedoensis* Makino 的干燥全草。

【性状】多皱缩成团。主根长圆锥形，淡黄棕色，有细纵皱纹。叶基生，灰绿色，展平后叶片呈披针形或卵状披针形。先端钝，基部截形或稍心形，边缘具钝锯齿，两面有毛。叶柄细，上部具明显狭翅。花茎纤细；花瓣5，紫堇色或淡棕色；花距细管状。蒴果椭圆形或3裂，种子多数，淡棕色。气微，味微苦而稍黏。

【经验鉴别要点】紫花地丁小稻壳。

5. **金钱草**　为报春花科植物过路黄 *Lysimachia christinae* Hance 的干燥全草。

【性状】常缠结成团，无毛或被疏柔毛。茎扭曲，表面棕色或暗棕红色，有纵纹，下部茎节上有时具须根，断面实心。叶对生，多皱缩，展平后呈宽卵形或心形，基部微凹，全缘；上表面灰绿色或棕褐色，下表面色较浅，主脉明显突起，用水浸后，对光透视可见黑色或褐色条纹；叶柄长1~4cm。有的带花，花黄色，单生叶腋，具长梗。蒴果球形。气微，味淡。

6. **广藿香**　为唇形科植物广藿香 *Pogostemon cablin*（Blanco）Benth. 的干燥地上部分。

【性状】茎多分枝，枝条稍曲折。嫩茎略呈钝方柱形，密被柔毛，表面灰黄色或灰绿色，质脆，易折断，断面中部有髓。老茎则近圆柱形，被灰褐色栓皮。叶对生，皱缩成团，以水浸软展开，完整者叶片呈卵形或椭圆形，先端短尖或钝圆，基部楔形或钝圆，边缘具不整齐钝锯齿，两面均被灰白色柔毛。叶柄细，被柔毛。气香特异，味微苦。

【经验鉴别要点】圆方有毛气清香。

7. **半枝莲**　为唇形科植物半枝莲 *Scutellaria barbata* D. Don 的干燥全草。

【性状】无毛或花轴上疏被毛。根纤细。茎丛生，较细，四棱形，表面暗紫色或棕绿色。叶对生，有短柄；叶片皱缩，展平后呈三角状卵形或披针形，先端钝，基部宽楔形，全缘或有少数不明显的钝齿，上表面暗绿色，下表面灰绿色。质脆易碎。花单生于枝上端叶腋，花冠二唇形，棕黄色或浅蓝紫色，被毛。小坚果扁球形浅棕色。气微，味微苦。

【经验鉴别要点】半枝莲细空，像帽又像铲。

8. **荆芥**　为唇形科植物荆芥 *Schizonepeta tenuifolia* Briq. 的干燥地上部分。

【性状】茎呈方柱形，上部有分枝，表面淡黄绿色或淡紫红色，被短柔毛；体轻，质脆，断面类白色。叶对生，多已脱落，叶片3~5羽状分裂，裂片细长。穗状轮伞花序顶生。花冠多脱落，宿萼钟状，先端5齿裂，淡棕色或黄绿色，被短柔毛；小坚果棕黑色。气芳香，味微涩而辛凉。

【经验鉴别要点】荆芥方，无花有叶薄荷香。

9. **益母草**　为唇形科植物益母草 *Leonurus japonicus* Houtt. 的新鲜或干燥地上部分。

【性状】**鲜益母草**　幼苗期无茎，基生叶圆心形，5~9浅裂，每裂片有2~3钝齿。花前期茎呈方柱形，上部多分枝，四面凹下成纵沟；表面青绿色；质鲜嫩，断面中部有髓。叶交互对生，有柄；叶片青绿色，质鲜嫩，揉之有汁。下部茎生叶掌状3裂，上部叶羽状深裂或浅裂成3片，裂片全缘或具少数锯齿。气微，味微苦。

干益母草　茎表面灰绿色或黄绿色；体轻，质韧，断面中部有髓。叶片灰绿色，多皱缩、破碎，易脱落。轮伞花序腋生，小花淡紫色，花萼筒状，花冠二唇形。

【经验鉴别要点】益母草方，刺多扎手气不香。

10. 薄荷　为唇形科植物薄荷 *Mentha haplocalyx* Briq. 的干燥地上部分。

【性状】茎呈方柱形，有对生分枝；表面紫棕色或淡绿色，棱角处具茸毛，质脆，断面白色，髓部中空。叶对生，有短柄；叶片皱缩卷曲，完整者展平后呈宽披针形、长椭圆形或卵形；上表面深绿色，下表面灰绿色，稀被茸毛，有凹点状腺鳞。轮伞花序腋生，花萼钟状，先端5齿裂，花冠淡紫色。揉搓后有特殊清凉香气，味辛凉。

【经验鉴别要点】茎四棱，叶对生，轮伞花序，气辛凉。

11. 泽兰　为唇形科植物毛叶地瓜儿苗 *Lycopus lucidus* Turez. var. *hirtus* Regel 的干燥地上部分。

【性状】茎呈方柱形，少分枝，四面均有浅纵沟，表面黄绿色或带紫色。节处紫色明显，有白色茸毛。质脆，断面黄白色，髓部中空叶对生，有短柄或近无柄；叶片多皱缩，展平后呈披针形或长圆形，上表面黑绿色或暗绿色，下表面灰绿色，密具腺点，两面均具有短毛；先端尖，基部渐狭，边缘有锯齿轮伞花序腋生，花冠多脱落，苞片及花宿存，小苞片披针形，有缘毛，花钟形，5齿。气微，味淡。

【经验鉴别要点】泽兰空，毛叶粗齿不香。

12. 香薷　为唇形科植物石香薷 *Mosla chinensis* Maxim. 或江香薷 *M. chinensis* 'Jiangxiangru' 的干燥地上部分。前者习称"青香薷"，后者习称"江香薷"。

【性状】**青香薷**　基部紫红色，上部黄绿色或淡繁色，全体密被白色茸毛。茎方柱形，节明显，质脆，易折断叶对生，多皱缩或脱落，叶片展平后呈长卵形或披针形，暗绿色或黄绿色，边缘有3～5疏浅锯齿。穗状花序顶生及腋生，苞片圆卵形或圆倒卵形，脱落或残存；花宿存，钟状，淡紫红色或灰绿色，先端5裂，密被茸毛。小坚果4，近圆球形，具网纹。气清香而浓，味微辛而凉。

江香薷　表面黄绿色，质较柔软。叶边缘有5～9疏浅锯齿，果实表面具疏网纹。

【经验鉴别要点】茎枝弯曲方柱形，全株披有白毛茸。基部黄褐或紫红，中上黄绿或黄青。叶片长卵疏锯齿，分枝叶片均对生。穗状花序生顶端，花萼兜状五裂形。髓部松泡断面白，气香辛凉辣味轻。

13. 肉苁蓉　为列当科植物肉苁蓉 *Cistanche deserticola* Y. C. Ma 或管花肉苁蓉 *C. tubulosa* (Schenk) Wight 的干燥带鳞叶的肉质茎。

【性状】**肉苁蓉**　呈扁圆柱形，稍弯曲。表面棕褐色或灰棕色，密被覆瓦状排列的肉质鳞叶，通常鳞叶先端已断。体重，质硬，微有柔性，不易折断，断面棕褐色，有淡棕色点状维管束，排列成波状环纹。气微，味甜、微苦。

【经验鉴别要点】肉苁蓉披"鱼鳞"，波浪或散生。

14. 锁阳　为锁阳科植物锁阳 *Cynomorium songaricum* Rupr. 的干燥肉质茎。

【性状】呈扁圆柱形，微弯曲。表面棕色至棕褐色，粗糙，具明显纵沟及不规则凹陷，有的残存三角形的黑棕色鳞片。体重，质硬，难折断，断面浅棕色或棕褐色，有黄色三角状维管束。气微，味甘而涩。

【经验鉴别要点】本品圆柱肉质茎，或成条块弯曲形。表面土棕至褐棕，具有沟槽皱不平。质较坚硬不易断，断面浅棕或棕红。可见黄色小点星，气微味甘颗粒性。

15. 穿心莲　为爵床科植物穿心莲 *Andrographis paniculata* (Burm. f.) Ness 的干燥地上部分。

【性状】茎方柱形，多分枝，节稍膨大；质脆，易折断，折断面有白色髓部。单叶对生，叶片皱缩，完整者展开后呈披针形或卵状披针形，全缘或微波状，先端渐尖，基部楔形下延，两面光滑，上面绿色，下面灰绿色；柄短或近无柄。气微，味极苦，苦至喉部，经久苦味不减。

【经验鉴别要点】方茎，白髓，叶墨绿，味极苦。

16. 白花蛇舌草　为茜草科植物白花蛇舌草 *Hedyotis diffusa* Willd. 的干燥全草。

【性状】全草缠绕交错成团状，有分支。主根单一，须根纤细。茎圆柱形而略扁，具纵棱，基部多分支，表面灰绿色、灰褐色或灰棕色，粗糙。质脆，易折断，断面中央有白色髓或中空。叶对生，多破碎。完整叶片展平后呈条状或条状披针形。顶端渐尖。无柄。花白色，单生或双生于叶腋，具短柄。叶腋常见蒴果留存，蒴果扁球形，两侧各有一条纵沟，顶端可见1～4枚齿状突起。气微，味微苦。

【经验鉴别要点】茎圆柱，叶对生，狭长披针形。

17. 佩兰　为菊科植物佩兰 *Eupatorium fonunei* Turcz. 的干燥地上部分。

【性状】茎呈圆柱形。表面黄棕色或黄绿色，有的带紫色，有明显的节及纵棱线。质脆，断面髓部白色或中空。叶对生，有柄，叶片多皱缩、破碎，绿褐色。完整叶片3裂或不分裂，分裂者中间裂片较大，展平后呈披针形或长圆状披针形，基部狭窄，边缘有锯齿。不分裂者展平后呈卵圆形、卵状披针形或椭圆形。气香，味微苦。以质嫩、叶多、色绿、香气浓者为佳。

【经验鉴别要点】佩兰圆，叶深香气浓。

18. 茵陈　为菊科植物滨蒿 *Artemisia scoparia* Waldst. et Kit. 或茵陈蒿 *A. capillaris* Thunb. 的干燥地上部分。

【性状】绵茵陈　多卷曲成团状，灰白色或灰绿色，全体密被白色茸毛，绵软如绒。茎细小，表面白色茸毛后可见明显纵纹。质脆，易折断。叶具柄；展平后叶片呈一至三回羽状分裂，小裂片卵形或稍呈倒披针形、条形，先端锐尖。气清香，味微苦。

花茵陈　茎呈圆柱形，多分枝。表面淡紫色或紫色，有纵条纹，被短柔毛；体轻，质脆，断面类白色。叶密集，或多脱落。下部叶二至三回羽状深裂，裂片条形或细条形，两面密被白色柔毛；茎生叶一至二回羽状全裂，基部抱茎，裂片细丝状。头状花序卵形，多数集成圆锥状，有短梗。总苞片3～4层，卵形，苞片3裂；外层雌花6～10个，可多达15个，内层两性花2～10个。瘦果长圆形，黄棕色。气芳香，味微苦。

【经验鉴别要点】茵陈软团被茸毛。

19. 青蒿　为菊科植物黄花蒿 *Artemisia annua* L. 的干燥地上部分。

【性状】茎圆柱形，上部多分枝。表面黄绿色或棕黄色，具纵棱线；质略硬，折断面黄白色，中部有髓，白色。叶暗绿色或棕绿色，互生，多皱缩或破碎，完整者展平后为三回羽状深裂，裂片及小裂片矩圆形，两面被短毛。头状花序极多，球形，小花黄色。香气特异，味微苦，有清凉感。

【经验鉴别要点】青蒿圆，叶碎片，气明显。

20. 大蓟　为菊科植物蓟 *Cirsium japonicum* Fisch. ex DC. 的干燥地上部分。

【性状】茎呈圆柱形。表面绿褐色或棕褐色，有数条纵棱，被丝状毛。断面灰白色，髓部疏松或中空。叶皱缩，多破碎，完整叶片展平后呈倒披针形或倒卵状椭圆形，羽状深裂，边缘具不等长的针刺。上表面灰绿色或黄棕色，下表面色较浅，两面均具灰白色丝状毛。头状花序顶生，球形或椭圆形，总苞黄褐色，羽状冠毛灰白色。气微，味淡。以色灰绿、叶多者为佳。

【经验鉴别要点】叶缘针状短刺，茎且粗。

21. 蒲公英　为菊科植物蒲公英 *Taraxacum mongolicum* Hand.-Mazz.、碱地蒲公英 *T. borealisinense* kitan. 或同属数种植物的干燥全草。

【性状】根呈圆锥状，多弯曲。表面棕褐色，抽皱；根头部有棕褐色或黄白色的茸毛，有的已脱落。叶基生，多皱缩破碎，完整叶片呈倒披针形，绿褐色或暗灰绿色，先端尖或钝，边缘浅裂或羽状分裂，基部渐狭，下延呈柄状，下表面主脉明显。花茎1至数条，每条顶生头状花序，总苞片多层，内面一层较长，花冠黄褐色或淡黄白色。有的可见多数具白色冠毛的长椭圆形瘦果。气微，味微苦。

【经验鉴别要点】蒲公英，根有毛。

22. 淡竹叶 为禾本科植物淡竹叶 *Lophatherum gracile* Brongn. 的干燥茎叶。

【性状】茎呈圆柱形，有节，表面淡黄绿色，断面中空。叶鞘开裂。叶片披针形，有的皱缩卷曲，表面浅绿色或黄绿色。叶脉平行，具横行小脉，形成长方形的网格状，下表面尤为明显。体轻，质柔韧。气微，味淡。

【经验鉴别要点】淡竹叶，砖墙纹。

23. 石斛 为兰科植物金钗石斛 *Dendrobium nobile* Lindl.、鼓槌石斛 *D. chrysotoxum* Lindl. 或流苏石斛 *D. fimbriatum* Hook. 的栽培品及其同属植物近似种的新鲜或干燥茎。

【性状】**鲜石斛** 呈圆柱形或扁圆柱形。表面黄绿色，光滑或有纵纹，节明显，色较深，节上有膜质叶鞘。肉质多汁，易折断。气微，味微苦而回甜，嚼之有黏性。

金钗石斛 呈扁圆柱形。表面金黄色或黄中带绿色，有深纵沟。质硬而脆，断面较平坦而疏松。气微，味苦。

鼓槌石斛 呈粗纺锤形。表面光滑，金黄色，有明显凸起的棱。质轻而松脆，断面海绵状。气微，味淡，嚼之有黏性。

流苏石斛等 呈长圆柱形，节明显。表面黄色至暗黄色，有深纵槽。质疏松，断面平坦或呈纤维性。味淡或微苦，嚼之有黏性。

【经验鉴别要点】石斛茎，槽泽筋。

二、药材显微特征观察

1. 麻黄

【组织】草麻黄茎横切面 类圆形而稍扁，边缘有棱线而呈波状凸凹。表皮细胞外被较厚的角质层，两棱线间有下陷气孔。棱线处有非木化的下皮纤维束。皮层较宽，有纤维束散在。外韧维管束8~10个，韧皮部狭小，其外有星月形纤维束；形成层环类圆形；木质部呈三角状。髓部薄壁细胞常含棕红色块状物，偶见环髓纤维。本品表皮细胞外壁、皮层薄壁细胞及纤维壁均有多数细小草酸钙方晶或砂晶（图10-1）。

中麻黄茎横切面 维管束12~15个。形成层环类三角形。环髓纤维成束或单个散在。

木贼麻黄茎横切面 维管束8~10个。形成层环类圆形。无环髓纤维。

【粉末】棕色或绿色。表皮组织碎片甚多，细胞呈类长方形，外壁布满颗粒状细小晶体。气孔特异，内陷，保卫细胞侧面观呈哑铃形或电话听筒形。角质层极厚，常破碎，呈不规则条块状。纤维多，木化或非木化，狭长，壁厚，胞腔狭小，常不明显，壁上附有众多细小的砂晶和方晶。导管分子端壁具麻黄式穿孔板。髓部薄壁细胞壁增厚，内含红棕色物，常散出（图10-2）。

2. 薄荷

【组织】茎横切面 呈四方形。表皮上有扁球形腺鳞、单细胞头的腺毛和1~8细胞的非腺毛。皮层在四棱脊处有厚角细胞，内皮层明显。韧皮部细胞较小，呈狭环状。形成层成环。木质部在四棱处发达。髓部宽广，中心常有空隙。薄壁细胞中含橙皮苷结晶（图10-3）。

叶横切面 上表皮细胞呈长方形，下表皮细胞细小扁平，有气孔；上下表皮有多数凹陷，内有大型特异的扁球形腺鳞。叶肉栅栏组织为1~2列细胞，海绵组织为4~5列细胞，叶肉细胞含针簇状橙皮苷结晶。主脉维管束外韧型，韧皮部和木质部外侧有厚角组织。

【粉末】淡黄绿色。腺鳞头部顶面观呈圆形，侧面观呈扁球形，8细胞，常皱缩，内含淡黄色分泌物；柄单细胞，极短，基部四周表皮细胞10余个，放射状排列。小腺毛头部椭圆形，单细胞，内含淡黄色分泌物；柄部1~2细胞。非腺毛多碎断，完整者1~8细胞，稍弯曲，疣状突起较细密。橙皮苷结晶存在于茎、叶表皮细胞及薄壁细胞中，淡黄色，略呈扇形或不规则形。叶片上表皮细胞表面观不规则形，壁略弯曲；下表皮细胞壁弯曲，气孔较多，为直轴式（图10-4）。

3. 石斛

【组织】金钗石斛　表皮细胞1列，扁平，外被鲜黄色角质层。基本组织细胞大小较悬殊，有壁孔，散在多数外韧型维管束，排成7～8圈。维管束外侧纤维束新月形或半圆形，其外侧薄壁细胞有的含类圆形硅质块，木质部有1～3个导管直径较大。含草酸钙针晶细胞多见于维管束旁（图10-5）。

实验报告 •••

1. 写出薄荷茎、叶及石斛的横切面结构特征，拍摄薄荷茎、叶及石斛横切面组织图，并绘制其组织简图。

2. 写出薄荷、麻黄粉末的主要显微特征，并绘制或拍摄其粉末显微特征图。

思考题 •••

1. 全草类药材的一般性状鉴别特征有哪些？

2. 不同来源的麻黄药材，其性状和显微特征的差异有哪些？

实验十一　藻菌地衣、树脂及其他类中药的性状与显微鉴定

图片

实验目的与要求 •••

掌握　藻菌地衣、树脂及其他类中药的性状和显微鉴定方法；冬虫夏草等药材及饮片的性状特征；冬虫夏草、灵芝、茯苓的显微特征。

实验仪器、试剂及材料 •••

1. 仪器　生物显微镜、镊子、解剖针、载玻片、盖玻片、酒精灯、刀片。

2. 试剂　水合氯醛试液、稀甘油试液、斯氏液等。

3. 材料　冬虫夏草、灵芝、茯苓、猪苓、乳香、没药、海金沙、青黛、冰片、五倍子饮片及药材；冬虫夏草横切片；灵芝、茯苓粉末。

实验内容 •••

一、药材性状特征观察

1. 冬虫夏草　为麦角菌科真菌冬虫夏草 *Cordyceps sinensis*（Berk.）Sacc. 寄生在蝙蝠蛾科的昆虫幼虫上的子座及幼虫尸体的复合体。

【性状】本品由虫体与从虫体头部长出的真菌子座相连而成。虫体形如蚕，长 3～5cm，外表土黄色至黄棕色，偶见棕褐色，粗糙，环纹明显、共有 20～30 条环纹，近头部环纹较细；全身有足 8 对，近头部 3 对，中部 4 对，近尾部 1 对，以中部 4 对最明显；头部黄红色，尾如蚕尾。质脆，易折断，断面略平坦，淡黄白色。子座深棕色至棕褐色，细长，圆柱形，一般比虫体长，长 4～7cm，粗约 3mm，表面有细小纵向皱纹，上部稍膨大；质柔韧，折断面纤维状，类白色。气微腥，味微苦。

【经验鉴别要点】头红、足八、环三一。

2. 灵芝　为多孔菌科真菌赤芝 *Ganoderma lucidum*（Leyss. ex Fr.）Karst. 或紫芝 *G. sinense* Zhao, Xu et Zhang 的干燥子实体。

【性状】赤芝　菌盖半圆形、肾形或数个重叠或粘连而呈不规则形，直径 10～18cm，厚 1～2cm；表面红褐色，有光泽，环状棱纹明显，辐射状皱纹清楚或不清楚，中间厚，边缘薄而常向内卷；菌盖下表面菌肉白色至浅棕色，菌管层棕褐色。菌柄侧生，扁圆柱形，长 7～15cm，直径 1～3.5cm；红褐色至紫褐色，光亮。气微香，味苦涩。

紫芝　菌盖与菌柄表面紫黑色或黑色，有漆样光泽，具明显的同心环沟，菌肉锈褐色。

【经验鉴别要点】菌盖半圆或肾形，具有长柄而侧生。盖纹放射或环状，皮硬如漆色褐红。气无味淡又微苦，菌肉近白淡褐棕。

3. 茯苓　为多孔菌科真菌茯苓 *Poria cocos*（Schw.）Wolf 的干燥菌核。

【性状】茯苓个　呈类球形、椭圆形或不规则的块状，大小不一。外皮薄而粗糙，棕褐色至黑褐色，有明显隆起的皱纹。体重，质坚实，断面不平坦，显颗粒性，有的具裂隙，外层淡棕色，内部白色，少数淡红色，有的中间抱有松根。无臭，味淡，嚼之粘牙。

茯苓块　为去皮后切制的茯苓，呈立方块状或厚片状，大小不一。白色、淡红色或淡棕色。

【经验鉴别要点】块状椭圆类球形，外皮粗糙色褐棕。体重质硬不易裂，断面色白富粉性。去掉外

皮淡红棕，气无味淡粘牙性。

4. 猪苓　为多孔菌科真菌猪苓 *Polyporus umbellatus*（Pers.）Fries 的干燥菌核。

【性状】呈条形、类圆形或扁块状，有的有分枝，长 5～25cm，直径 2～6cm。表面黑色、灰黑色或棕黑色，皱缩或有瘤状突起。体轻，质硬，断面类白色或黄白色，略呈颗粒状。气微，味淡。

【经验鉴别要点】菌核块团个不等，疙瘩黑褐猪屎形。断面类白颗粒性，能浮于水质硬轻。嚼之柔韧如软木，气微味淡有弹性。

5. 海金沙　为海金沙科植物海金沙 *Lygodium japonicum*（Thunb.）Sw. 的干燥成熟孢子。

【性状】呈黄棕色或淡棕色颗粒状粉末。质轻，捻之有光滑感，置手中易由指缝滑落。气微，味淡。撒在水中则浮于水面，加热始逐渐下沉。置火中易燃烧，发生爆鸣声且有闪光。

6. 乳香　为橄榄科植物卡氏乳香树 *Boswellia carterii* Birdw. 及同属植物 *B. bhaw-dajiana* Birdw. 树皮渗出的树脂。

【性状】呈长卵形滴乳状、类圆形颗粒或黏合成大小不等的不规则块状物。大者长达 2cm（乳香珠）或 5cm（原乳香）。表面黄白色，半透明，被有黄白色粉末，久存则颜色加深。质脆，遇热软化。破碎面有玻璃样或蜡样光泽。具特异香气，味微苦。

7. 没药　为橄榄科植物地丁树 *Commiphora myrrha* Engl.（*C. molmol* Engler）的干燥树脂。

【性状】不规则颗粒状或粘结成团块，大小不一，一般直径 1～3cm，有的可达 10cm。表面红棕色或黄棕色，凹凸不平，被有粉尘。质坚脆，破碎面呈颗粒状，带棕色油样光泽，并常伴有白色斑点或纹理；薄片半透明或近透明。与水共研形成黄棕色乳状液。气香而特异，味苦而微辛。

8. 青黛　为爵床科植物马蓝 *Baphicacanthus cusia*（Ness）Bremek.、蓼科植物蓼蓝 *Polygonum tinctorium* Ait. 或十字花科植物菘蓝 *Isatis indigotica* Fort. 的叶或茎叶经加工制得的干燥粉末、颗粒或团块。

【性状】呈极细的深蓝色粉末或呈不规则的多孔性疏松团块、颗粒。质轻，易飞扬。微有草腥气，味淡。

【经验鉴别要点】颜色灰蓝粉末形，如灰体轻易飞升。手捻光滑不染指，入水浮飘似灰轻。用火烧之蓝紫焰，味淡微咸异臭浓。

9. 冰片　为樟脑、松节油等经化学方法合成的结晶。

【性状】为无色透明或白色半透明的片状松脆结晶；气清香，味辛、凉；具挥发性，点燃发生浓烟，并有带光的火焰。在乙醇、三氯甲烷或乙醚中易溶，在水中几乎不溶。熔点为 205～210℃。

【经验鉴别要点】龙脑冰片为结晶，片状颗粒半透明。气味清凉又清香，颜色类白淡灰棕。

10. 五倍子　为漆树科植物盐肤木 *Rhus chinensis* Mill.、青麸杨 *R. potantinii* Maxim. 或红麸杨 *R. punjabensis* Stew. var. *sinica*（Diels）Rhed. et. Wils 叶上的虫瘿，主要由五倍子蚜 *Melaphis chinensis*（Bell）Baker 寄生而形成。按外形不同，分为"肚倍"和"角倍"。

【性状】肚倍　呈长圆形或纺锤形囊状。表面灰褐色或淡棕色，并被有灰黄色滑软的柔毛、质硬而脆，易破碎，断面角质状，有光泽。气特异，味涩。

角倍　呈菱角形，具不规则的钝角状分枝，柔毛较肚倍明显，壁较薄。

【经验鉴别要点】五倍子角质涩。

二、药材显微特征观察

1. 冬虫夏草

【组织】虫体不规则形，四周为虫体躯干，其上着生长短不一的锐利毛和长绒毛，有的似分枝状。

躯干内有大量菌丝，期间有裂隙（图11-1）。

2. 灵芝

【粉末】浅棕色、棕褐色至紫褐色。菌丝散在或粘结成团，无色或淡棕色，细长，稍弯曲，有分枝，直径2.5~6.5μm。孢子褐色，卵形，顶端平截，外壁无色，内壁有疣状突起，长8~12μm，宽5~8μm（图11-2）。

3. 茯苓

【粉末】粉末灰白色。用水装片，可见无色不规则颗粒状团块或末端钝圆的分枝状团块。遇水含氯醛液团块溶化露出菌丝。菌丝细长，稍弯曲，有分枝，无色或带棕色（外层菌丝），直径3~8μm，稀至16μm，横壁偶可察见。粉末加α-萘酚及浓硫酸，团块物即溶解，可显橙红色至深红色。本品不含淀粉粒及草酸钙晶体（图11-3）。

实验报告 •••

1.写出冬虫夏草的横切面结构特征，拍摄冬虫夏草横切面组织图，并绘制其组织简图。

2.写出茯苓、猪苓、海金沙粉末的主要显微特征，并绘制或拍摄猪苓、茯苓、海金沙粉末显微特征图。

思考题 •••

1.藻菌类药材的一般性状鉴别特征是什么？

2.如何区分冬虫夏草的正品和伪品？

图片

实验十二 动物药、矿物药的性状与显微鉴定

实验目的与要求 •••

掌握 动物药的性状和显微鉴定方法；矿物药的性状鉴定方法；地龙等动物药的性状特征；朱砂等矿物药的性状特征；僵蚕、海马、鹿茸的显微特征。

实验仪器、试剂及材料 •••

1. 仪器 生物显微镜、镊子、解剖针、载玻片、盖玻片、酒精灯、刀片。

2. 试剂 水合氯醛试液、稀甘油试液、斯氏液等。

3. 材料 地龙、石决明、牡蛎、海螵蛸、全蝎、土鳖虫、僵蚕、龟甲、鳖甲、蛤蚧、金钱白花蛇、蕲蛇、乌梢蛇、鹿茸、朱砂、自然铜、磁石、赭石、炉甘石、滑石、石膏、芒硝、胆矾、硫黄、龙骨药材或饮片；全蝎、僵蚕、海马、鹿茸粉末。

实验内容 •••

一、药材性状特征观察

1. 地龙 本品为钜蚓科动物参环毛蚓*Pheretima aspergillum*（E. Perrier）、通俗环毛蚓*P. vulgaris* Chen、威廉环毛蚓*P. guillelmi*（Michaelsen）或栉盲环毛蚓*P. pectinifera* Michaelsen的干燥体。前一种习称"广地龙"，后三种习称"沪地龙"。

【性状】广地龙 呈长条状薄片，弯曲，边缘略卷。全体具环节，背部棕褐色至紫灰色，腹部浅黄棕色。第14~16环节为生殖带，习称"白颈"，较光亮。体前端稍尖，尾端钝圆，刚毛圈粗糙而硬，色稍浅。雄生殖孔在第18环节腹侧刚毛圈一小孔突上，外缘有数环绕的浅皮褶，内侧刚毛圈隆起，前面两边有横排（一排或二排）小乳突，每边10~20个不等。受精囊孔2对，位于7/8至8/9环节间一椭圆形突起上，约占节周5/11。体轻，略呈革质，不易折断，气腥，味微咸。

沪地龙 长8~15cm，宽0.5~1.5cm。全体具环节，背部棕褐色至黄褐色，腹部浅黄棕色；第14~16环节为生殖带，较光亮。第18环节有一对雄生殖孔。通俗环毛蚓的雄交配腔能全部翻出，呈花菜状或阴茎状；威廉环毛蚓的雄交配腔孔呈纵向裂缝状；栉盲环毛蚓的雄生殖孔内侧有1或多个小乳突。受精囊孔3对，在6/7至8/9环节间。

【经验鉴别要点】 参环毛蚓广地龙，环节条片褐棕红。头部稍尖尾钝圆，生殖环带称"白颈"。体轻革质而较韧，味感微咸气微腥。

2. 石决明 为鲍科动物杂色鲍*Haliotis diversicolor* Reeve、皱纹盘鲍*H. idscus hannai* Ino、羊鲍*H. ovina* Gmelin、澳洲鲍*H. ruber*（Leach）、耳鲍*H. asinina* Linnaeus或白鲍*H. laevigata*（Donovan）的贝壳。

【性状】杂色鲍 呈长卵圆形，内面观略呈耳形，长7~9cm，宽5~6cm，高约2cm。表面暗红色，有多数不规则的螺肋和细密生长线，螺旋部小，体螺部大，从螺旋部顶处开始向右排列有20余个疣状突起，末端6~9个开孔，孔口与壳面平。内面光滑，具珍珠样彩色光泽。壳较厚。质坚硬，不易破碎。气微，味微咸。

皱纹盘鲍 呈长椭圆形，长8~12cm，宽6~8cm，高2~3cm。表面灰棕色，有多数粗糙而不规则的皱纹，生长线明显，常有苔藓类或石灰虫等附着物，末端具4~5个开孔，孔口突出壳面。壳

较薄。

羊鲍 近圆形，长4～8cm，宽2.5～6cm，高0.8～2cm。壳顶位于近中部而高于壳面，螺旋部与体螺部各占1/2，在螺旋部边缘有2行整齐的突起，尤以上部较为明显，末端4～5个开孔，呈管状。

澳洲鲍 呈扁平卵圆形，长13～17cm，宽11～14cm，高3.5～6cm。表面砖红色，螺旋部约为壳面的1/2，螺肋和生长线呈波状隆起，疣状突起30余个，末端7～9个开孔，孔口突出壳面。

耳鲍 狭长，略扭曲，呈耳状，长5～8cm，宽2.5～3.5cm，高约1cm。表面光滑，具翠绿色、紫色及褐色等多种颜色形成的斑纹，螺旋部小，体螺部大，末端有5～7个孔，孔口与壳平，多为椭圆形。壳薄，质较脆。

白鲍 呈卵圆形，长11～14cm，宽8.5～11cm，高3～6.5cm。表面砖红色，光滑，壳顶高于壳面，生长线颇为明显，螺旋部约为壳面的1/3，疣状突起30余个，末端9个开孔，孔口与壳面平。

饮片 呈不规则的碎块。灰白色，有珍珠样彩色光泽。质坚硬。气微，味微咸。

【经验鉴别要点】石决明，五彩光。

3. 牡蛎 本品为牡蛎科动物长牡蛎Ostrea gigas Thunberg、大连湾牡蛎O. talienwhanensis Crosse或近江牡蛎O. riularis Gould的贝壳。

【性状】长牡蛎 呈长片状，背腹缘几平行，长10～50cm，高4～15cm。右壳较平如盖，鳞片坚厚，层状或层纹状排列。壳外面平坦或具数个凹陷，淡紫色、灰白色或黄褐色；内面瓷白色，壳顶二侧无小齿。左壳凹陷深，鳞片较右壳粗大，壳顶附着面小。质硬，断面层状，洁白。气微，味微咸。

大连湾牡蛎 呈类三角形，背腹缘呈"八"字形，右壳外面淡黄色，具疏松的同心鳞片，鳞片起伏成波浪状，内面白色。左壳同心鳞片坚厚，自壳顶部放射肋数个，明显。内面凹下呈盒状，绞合面小。

近江牡蛎 星圆形、卵圆形或三角形等。右壳外面稍不平，有灰、紫、棕、黄等色，环生同心鳞片，幼体者鳞片薄而脆，多年生长后鳞片层层相叠，内面白色，边缘有时淡紫色。

4. 海螵蛸 为乌贼科动物无针乌贼Sepiella maindroni de Rochebrune或金乌贼Sepia esculenla Hoyle的干燥内壳。

【性状】无针乌贼 呈扁长椭圆形，边缘薄，中间厚，长9～14cm，宽2.5～3.5cm，厚1.2～1.5cm。背面有瓷白色脊状隆起，两侧略显微红色，隐约可见细小疣点状突起；腹面白色，尾端到中部有细密波状横层纹；角质缘半透明，尾部较宽平，无骨针。体轻，质松，易折断，断面粉质，显疏松层纹。气微腥，味微咸。

金乌贼 长13～23cm，宽约至6.5cm，厚0.8～1.2cm。背面疣点明显，略呈层状排列；腹面波状横层纹占全体大部分，中间有纵向浅槽；尾部角质缘渐宽，向腹面翘起，末端有1骨针，多已断落。

【经验鉴别要点】本品扁平长椭圆，中间渐厚薄边缘。背面质硬灰白色，纹理平行成半环。腹面洁白层纹显，体轻松脆腥涩咸。

5. 全蝎 为钳蝎科动物东亚钳蝎Buthus martensii Karsch的干燥体。

【性状】头胸部与前腹部呈扁平长椭圆形，后腹部呈尾状，皱缩弯曲，完整者体长约6cm。头胸部呈绿褐色，前面有1对短小的螯肢和1对较长大的钳状脚须，形似蟹螯，背面覆有梯形背甲，腹面有足4对，均为7节，末端各具2爪钩；前腹部由7节组成，第7节色深，背甲上有5条隆脊线。背面绿褐色，后腹部棕黄色，6节，节上均有纵沟，末节有锐钩状毒刺，毒刺下方无距。气微腥，味咸。

【经验鉴别要点】头胸前腹扁长圆，前腹七节紧相连。腹尾六节钩刺尖，一对脚须蟹螯般。背面覆有头胸甲，主体绿褐腹黄淡。步肢四对胸两边，嗅之微腥而味咸。

6. 土鳖虫 为鳖蠊科昆虫地鳖 *Eupolyphaga sinensis* Walker 或冀地鳖 *Steleophaga plancyi*（Boleny）的雌虫干燥体。

【性状】**地鳖** 呈扁平卵形，长1.3~3cm、宽1.2~2.4cm。前端较窄，后端较宽，背部紫褐色，具光泽，无翅。前胸背板较发达，盖住头部；腹背板9节，呈覆瓦状排列。腹面红棕色，头部较小，有丝状触角1对，常脱落，胸部有足3对，具细毛和刺。腹部有横环节。质松脆，易碎。气腥臭，味微咸。

冀地鳖 长2.2~3.7cm，宽1.4~2.5cm。背部黑棕色，通常在边缘带有淡黄褐色斑块及黑色小点。

【经验鉴别要点】土鳖环纹肚子瘪。

7. 僵蚕 为蚕蛾科昆虫家蚕 *Bombyx mori* Linnaeus 4~5龄的幼虫感染（或人工接种）白僵菌 *Beauveria bassiana*（Bals.）Vuillant 而致死的干燥体。

【性状】本品略呈圆柱形，多弯曲皱缩。长2~5cm，直径0.5~0.7cm。表面灰黄色，被有白色粉霜状的气生菌丝和分生孢子。头部较圆，足8对，体节明显，尾部略呈二分歧状。质硬而脆，易折断，断面平坦，外层白色，中间有亮棕色或亮黑色的丝腺环4个。气微腥，味微咸。

8. 龟甲 为龟科动物乌龟 *Chinemys reevesii*（Gray）的背甲及腹甲。

【性状】本品背甲及腹甲由甲桥相连，背甲稍长于腹甲，与腹甲常分离。背甲呈长椭圆形拱状，长7.5~22cm，宽6~18cm；外表面棕褐色或黑褐色，脊棱3条；颈盾1块，前窄后宽；椎盾5块，第1椎盾长大于宽或近相等，第2~4椎盾宽大于长；肋盾两侧对称，各4块；缘盾每侧11块；臀盾2块。腹甲呈板片状，近长方椭圆形，长6.4~21cm，宽5.5~17cm；外表面淡黄棕色至棕黑色，盾片12块，每块常具紫褐色放射状纹理，腹盾、胸盾和股盾中缝均长，喉盾、肛盾次之，肱盾中缝最短；内表面黄白色至灰白色，有的略带血迹或残肉，除净后可见骨板9块，呈锯齿状嵌接；前端钝圆或平截，后端具三角形缺刻，两侧残存呈翼状向斜上方弯曲的甲桥。质坚硬。气微腥，味微咸。

【经验鉴别要点】龟甲胸腹板连线相等。

9. 鳖甲 为鳖科动物鳖 *Trionyx sinensis* Wiegman 的背甲。

【性状】呈椭圆形或卵圆形，背面隆起，长10~15cm，宽9~14cm。外表面黑褐色或墨绿色，略有光泽，具细网状皱纹及灰黄色或灰白色斑点，中间有一条纵棱，两侧各有左右对称的横凹纹8条，外皮脱落后，可见锯齿状嵌接缝。内表面类白色，中部有突起的脊椎骨，颈骨向内卷曲，两侧各有肋骨8条，伸出边缘。质坚硬。气微腥，味淡。

【经验鉴别要点】鳖甲八肋凹网纹。

10. 蛤蚧 为壁虎科动物蛤蚧 *Gekko gecko* Linnaeus 的干燥体。

【性状】呈扁片状，头颈部及躯干部长9~18cm，头颈部约占三分之一，腹背部宽6~11cm，尾长6~12cm。头略呈扁三角状，两眼多凹陷成窟窿，口内有细齿，生于颚的边缘，无异型大齿。吻部半圆形，吻鳞不切鼻孔，与鼻鳞相连，上鼻鳞左右各1片，上唇鳞12~14对，下唇鳞（包括颏鳞）21片。腹背部呈椭圆形，腹薄。背部呈灰黑色或银灰色，有黄白色、灰绿色或橙红色斑点散在或密集成不显著的斑纹，脊椎骨和两侧肋骨突起。四足均具5趾；趾间仅具蹼迹，足趾底有吸盘。尾细而坚实，微现骨节，与背部颜色相同，有6~7个明显的银灰色环带，有的再生尾较原生尾短，且银灰色环带不明显。全身密被圆形或多角形微有光泽的细鳞。气腥，味微咸。

【经验鉴别要点】蛤蚧尾要全，四足五趾有吸盘，吻鳞不切鼻孔。

11. 金钱白花蛇 为眼镜蛇科动物银环蛇 *Bungarus multicinctus* Blyth 的幼蛇干燥体。

【性状】本品呈圆盘状，盘径3~6cm，蛇体直径0.2~0.4cm。头盘在中间，尾细，常纳口内，口腔内上颌骨前端有毒沟牙1对，鼻间鳞2片，无颊鳞，上下唇鳞通常各为7片。背部黑色或灰黑色，有白色环纹45～58个，黑白相间，白环纹 在背部宽1～2行鳞片，向腹面渐增宽，黑环纹宽3～5行鳞片，背正中明显突起一条脊棱，脊鳞扩大呈六角形，背鳞细密，通身15行，尾下鳞单行。气微腥，味微咸。

【经验鉴别要点】蛇身缠卷成圆盘，蛇背黑环间白环，黑白宽度三比一，闻之气腥味微咸。

12. 蕲蛇　为蝰科动物五步蛇 *Agkistrodon acutus*（Güenther）的干燥体。

【性状】本品卷呈圆盘状，盘径17～34cm，体长可达2m。头在中间稍向上，呈三角形而扁平，吻端向上，习称"翘鼻头"。上腭有管状毒牙，中空尖锐。背部两侧各有黑褐色与浅棕色组成的"V"形斑纹17～25个，其"V"形的两上端在背中线上相接，习称"方胜纹"，有的左右不相接，呈交错排列。腹部撑开或不撑开，灰白色，鳞片较大，有黑色类圆形的斑点，习称"连珠斑"；腹内壁黄白色，脊椎骨的棘突较高，呈刀片状上突，前后椎体下突基本同形，多为弯刀状，向后倾斜，尖端明显超过椎体后隆面。尾部骤细，末端有三角形深灰色的角质鳞片1枚，习称"佛指甲"。气腥，味微咸。

【经验鉴别要点】蕲蛇翘鼻头，方胜纹，念珠斑，佛指甲。

13. 乌梢蛇　为游蛇科动物乌梢蛇 *Zaocys dhumnades*（Cantor）的干燥体。

【性状】本品呈圆盘状，盘径约16cm。表面黑褐色或绿黑色，密被菱形鳞片；背鳞行数成双，背中央2～4行鳞片强烈起棱，形成两条纵贯全体的黑线。头盘在中间，扁圆形，眼大而下凹陷，有光泽。上唇鳞8枚，第4、5枚入眶，颊鳞1枚，眼前下鳞1枚，较小，眼后鳞2枚。脊部高耸成屋脊状，俗称"剑脊"。腹部剖开边缘向内卷曲，脊肌肉厚，黄白色或淡棕色，可见排列整齐的肋骨。尾部渐细而长，尾下鳞双行。剥皮者仅留头尾之皮鳞，中段较光滑。气腥，味淡。

【经验鉴别要点】乌蛇身躯细而长，头似"龟头"盘中央。尾部细长插腹腔，脊椎棱形牙刺状。背部灰褐腹灰白，背鳞菱形腹长方。气味微淡又微腥，腹腔内面色污黄。

14. 鹿茸　为鹿科动物梅花鹿 *Cervus Nippon* Temminck 或马鹿 *Cervus elaphus* Linnaeus 的雄鹿未骨化密生茸毛的幼角。前者习称"花鹿茸"，后者习称"马鹿茸"。

【性状】花鹿茸　呈圆柱状分枝，具一个分枝者习称"二杠"，主枝习称"大挺"，长17～20cm，锯口直径4～5cm，离锯口约1cm处分出侧枝，习称"门庄"，长9～15cm，直径较大挺略细。外皮红棕色或棕色，多光润，表面密生红黄色或棕黄色细茸毛，上端较密，下端较疏；分岔间具1条灰黑色筋脉，皮茸紧贴。锯口黄白色，外围无骨质，中部密布细孔。具二个分枝者，习称"三岔"，大挺长23～33cm，直径较二杠细，略呈弓形，微扁，枝端略尖，下部多有纵棱筋及突起疙瘩；皮红黄色，茸毛较稀而粗。体轻。气微腥，味微咸。二茬茸（再生茸）与头茬茸相似，但挺长而不圆或下粗上细，下部有纵棱筋。皮灰黄色，茸毛较粗糙，锯口外围多已骨化。体较重。无腥气。

马鹿茸　较花鹿茸粗大，分枝较多，侧枝一个者习称"单门"，二个者习称"莲花"，三个者习称"三岔"，四个者习称"四岔"或更多。按产地分为"东马鹿茸"和"西马鹿茸"。东马鹿茸"单门"大挺长25～27cm，直径约3cm。外皮灰黑色，茸毛灰褐色或灰黄色，锯口面外皮较厚，灰黑色，中部密布细孔，质嫩；"莲花"大挺长可达33cm，下部有棱筋，锯口面蜂窝状小孔稍大；"三岔"皮色深，质较老；"四岔"茸毛粗而稀，大挺下部具棱筋及疙瘩，分枝顶端多无毛，习称"捻头"。西马鹿茸大挺多不圆，顶端圆扁不一，长30～100cm。表面有棱，多抽缩干瘪，分枝较长且弯曲，茸毛粗长，灰色或黑灰色。锯口色较深，常见骨质。气腥臭，味咸。

【经验鉴别要点】柱状分枝背茸毛，茸毛红棕或青灰；鹿茸片薄显透明，中间多孔蜂窝形，色近黄白或焦黄，体轻质韧气微腥。

15. 朱砂　为硫化物类矿物辰砂族辰砂，主含硫化汞（HgS）。

【性状】为块状或粒状集合体，呈颗粒状或块片状。鲜红色或暗红色，条痕朱红色至红褐色，具光泽，半透明。体重，质脆，片状者易破碎，粉末状者有闪烁的光泽。气微、味淡。

【经验鉴别要点】形体大小不一般同，片状块状颗粒形。鲜红暗红有光泽，无臭无味质又重。

16. 自然铜 为硫化物类矿物黄铁矿族黄铁矿，主含二硫化铁（FeS_2）。

【性状】晶形多为立方体，集合体呈致密块状。表面亮淡黄色，有金属光泽；有的黄棕色或棕褐色，无金属光泽。具条纹，条痕绿黑色或棕红色。体重，质坚硬或稍脆，易砸碎，断面黄白色，有金属光泽；或断面棕褐色，可见银白色亮星。

【经验鉴别要点】自然铜条痕绿黑红。

17. 磁石 为氧化物类矿物尖晶石族磁铁矿，主含四氧化三铁（Fe_3O_4）。

【性状】为块状集合体，呈不规则块状或略带方形，多具棱角，大小不一。表面灰黑色或棕褐色，条痕黑色，具金属光泽。体重，质坚硬，难破碎，断面不整齐，具磁性，日久磁性渐弱。有土腥气，味淡。

【经验鉴别要点】磁石黑，有磁性。

18. 赭石 为氧化物类矿物刚玉族赤铁矿，主含三氧化二铁（Fe_2O_3）。

【性状】为鲕状、豆状、肾状集合体，多呈不规则的扁平块状。暗棕红色或灰黑色，条痕樱红色或红棕色，有的有金属光泽。一面多有圆形的突起，习称"钉头"；另一面与突起相对应处有同样大小的凹窝。体重，质硬，砸碎后断面显层叠状。不易砸碎，砸碎面显层叠状，每层均依"钉头"而呈波浪状弯曲，用手抚摩，则有红棕色粉末粘手。气微，味淡。

【经验鉴别要点】赭石红，钉头对凹窝。

19. 炉甘石 为碳酸盐类矿物方解石族菱锌矿，主含碳酸锌（$ZnCO_3$）。

【性状】为块状集合体，呈不规则的块状。灰白色或淡红色，表面粉性，无光泽，凹凸不平，多孔，似蜂窝状。体轻，易碎。气微，味微涩。

【经验鉴别要点】炉甘石多孔吸舌。

20. 滑石 为硅酸盐类矿物滑石族滑石，主含含水硅酸镁 $[Mg_3(Si_4O_{10})(OH)_2]$。

【性状】多为块状集合体。呈扁平形、斜方形或不规则块状，大小不一。白色、黄白色或淡蓝灰色。具蜡样光泽，薄片半透明或微透明。质较软而细腻，条痕白色，指甲可刮下白粉，触之有滑润感，无吸湿性，置水中不崩散。气微，味淡。

【经验鉴别要点】白黄灰蓝光泽显，质软细腻滑润感。水中不崩无吸湿，药性强弱细分辨。

21. 石膏 为硫酸盐类矿物硬石膏族石膏，主含含水硫酸钙（$CaSO_4 \cdot 2H_2O$）。

【性状】为纤维状的集合体，呈长块状或不规则块状，大小不一；全体白色、灰白色或浅黄色，有的半透明；常有夹层，内藏有青灰色或灰黄色片状杂质；体重，质软，易纵向分开，条痕白色。纵断面具纤维状纹理，并显丝绢光泽；气微，味淡。

【经验鉴别要点】石膏绢刻。

22. 芒硝 为硫酸盐类矿物芒硝族芒硝，经加工精制而成的结晶体，主含含水硫酸钠（$Na_2SO_4 \cdot 10H_2O$）。

【性状】为棱柱状、长方形或不规则块状及粒状。无色透明或类白色半透明。质脆，易碎，断面呈玻璃样光泽。气微，味咸。

【经验鉴别要点】芒硝咸透明。

二、药材显微特征观察

1. 僵蚕

【粉末】灰棕色或灰褐色。菌丝体近无色，细长卷曲缠结在体壁中。气管壁碎片略弯曲或呈弧状，具棕色或深棕色的螺旋丝。表皮组织表面具网格样皱缩纹理以及纹理突起形成的小尖突，有圆形毛窝，边缘黄色；刚毛黄色或黄棕色，表面光滑，壁稍厚。未消化的桑叶组织中大多含草酸钙簇晶或方晶（图12-1）。

2. 海马

【粉末】白色或黄白色。横纹肌纤维多碎断，有明暗相间的细密横纹；横断面观类长方形或长卵圆形，表面平滑，可见细点或裂缝状空隙。胶原纤维相互缠绕成团。皮肤碎片表面观细胞界限不清，可见棕色颗粒状色素物。骨碎片不规则形，骨陷窝呈长条形或裂缝状（图12-2）。

3. 鹿茸

【粉末】棕色或黄棕色。表皮角质层细胞淡黄色至黄棕色，表面颗粒状，凹凸不平。毛茸多碎断，表面由薄而透明的扁平细胞（鳞片）作覆瓦状排列的毛小皮所包围，呈短刺状突起，隐约可见细纵直纹；皮质有棕色或灰棕色色素；毛根常与毛囊相连，基部膨大作撕裂状。骨碎片呈不规则形，淡黄色或淡灰色，表面有细密的纵向纹理及点状孔隙；骨陷窝较多，类圆形或类梭形，边缘凹凸不平。未骨化骨组织近无色，边缘不整齐，具多数不规则的块状突起物，其间隐约可见条纹。角化梭形细胞多散在，呈类长圆形，略扁，侧面观梭形，无色或淡黄色，具折光性（图12-3）。

实验报告 •••

写出僵蚕、海马和鹿茸粉末的主要显微特征，并绘制其粉末显微特征图。

思考题 •••

1. 动物类药材的一般性状鉴别特征是什么？
2. 矿物类药材的一般性状鉴别特征是什么？

实验十三　中成药的显微鉴定

图片

实验目的与要求 •••

掌握　二妙丸、六味地黄丸的鉴别特征。

实验仪器与试剂 •••

1. **仪器**　生物显微镜、镊子、解剖针、载玻片、盖玻片、酒精灯。
2. **试剂**　水合氯醛试液、稀甘油试液、斯氏液、蒸馏水、乙醇等。
3. **材料**　市售二妙丸、六味地黄丸中成药。

实验内容 •••

1. **二妙丸**　取本品研细装片。置显微镜下观察：草酸钙针晶细小，长 10～32μm，不规则地充塞于薄壁细胞中（苍术）。纤维束鲜黄色，周围细胞含草酸钙方晶，形成晶纤维，含晶细胞壁木化增厚（黄柏）。

2. **六味地黄丸**　取本品研细装片。置显微镜下观察：淀粉粒三角状卵形或矩圆形，直径 24～40μm，脐点短缝状或人字形（山药）。不规则分枝团块无色，遇水合氯醛试液溶化；菌丝无色，直接 4～6μm（茯苓）。薄壁组织灰棕色至黑棕色，细胞多皱缩，内含棕色核状物（熟地黄）。草酸钙簇晶存在于无色薄壁细胞中，有时数个排列成行（牡丹皮）。果皮表皮细胞橙黄色，表面观类多角形，垂周壁连珠状增厚（酒萸肉）。薄壁细胞类圆形，有椭圆形纹孔，集成纹孔群；内皮层细胞垂周壁波状弯曲，较厚，木化，有稀疏细孔沟在（泽泻）。

实验报告 •••

1. 绘制或拍摄二妙丸的显微特征图，并描述其特征。
2. 绘制或拍摄六味地黄丸的显微特征图，并描述其特征。

思考题 •••

请思考进行中成药的显微鉴定时，各药味的鉴定特征的选择依据。

第二章　中药理化鉴别实验

概　述

　　理化鉴别是指利用某些物理的、化学的或仪器分析方法，对中药的真实性、纯度和品质优劣程度进行鉴别的方法。由于中药成分的多样性和复杂性，经典的理化分析和现代分析方法在中药的理化鉴别中均得到应用。理化鉴别已成为确定中药鉴定、品质评价、质量控制、制订中药和中成药质量标准等不可缺少的重要内容。常用的理化鉴定方法有：

　　1. **物理常数测定**　物理常数包括相对密度、旋光度、折光率、硬度、黏稠度、沸点、凝固点和熔点等。对挥发油、油脂类、树脂类、液体类药（如蜂蜜等）和加工品类（如阿胶等）药材的真实性和纯度鉴定，具有特别重要的意义。

　　2. **一般理化鉴别**　利用药材所含成分具有的化学反应特性进行鉴别，常用的方法有显色反应、沉淀反应、升华法、荧光分析法和显微化学反应等。

　　3. **常规检查**　一般包括水分、灰分测定，膨胀度、酸败度、色度检查，有害物质的检查等。

　　4. **光谱法鉴别**　光谱法是通过测定物质在特定波长处或一定波长范围内对光的吸收度，对该物质进行定性、定量和结构分析的方法。常用紫外–可见分光光度法、红外分光光度法和荧光分光光度法。

　　5. **色谱法鉴别**　常见的色谱分析技术主要包括薄层色谱法、气相色谱法和高效液相色谱法。其中薄层色谱法为应用最早和最广泛的理化鉴别技术。主要基于高效液相色谱法的中药指纹图谱或特征图谱技术，具有整体性和模糊性的特点，在中药真伪鉴定和整体质量控制中有着广泛应用。

　　此外，色谱–光谱联用技术是具高效分离性能的色谱技术与能获取化学成分丰富结构信息的光谱技术相结合形成的强大分析技术，也广泛应用于中药鉴定之中，典型的方法包括高效液相色–质谱分析法、气相色谱–质谱分析法、气相色谱—傅里叶变换红外光谱分析法等。

实验十四 一般理化鉴别

实验目的与要求 ●●●

掌握 显微化学反应的操作方法；微量升华实验的操作方法；荧光分析法用于中药鉴定的方法；常用水试、火试用于中药鉴定的方法。

实验仪器、试剂及材料 ●●●

1. 仪器 紫外灯、生物显微镜、超声仪、层析缸、硅胶 G 薄层板、镊子、解剖针、载玻片、盖玻片、酒精灯、铁架台、试管、锥形瓶。

2. 试剂 稀盐酸、稀硝酸、甲醇、无水乙醇。

3. 材料 黄连、大黄、秦皮、丁香、红花、胖大海、菟丝子、海金沙、沉香。

实验内容 ●●●

1. 显微化学反应 是指将中药粉末、切片或浸出液置于载玻片上，滴加某种试剂使产生沉淀、结晶或颜色，通过显微镜观察反应结果对药材进行品种鉴定的方法。

黄连主含异喹啉类生物碱，其中含小檗碱 5% ~ 8%。通过显微化学反应对黄连进行快速定性鉴定。

方法：取黄连粉末少许置载玻片上，滴加乙醇 1 滴，微干，再加 1% 盐酸或 30% 硝酸 1 ~ 2 滴，放置 3 ~ 5 分钟，盖上盖玻片，于显微镜下观察，可见针簇状小檗碱盐酸盐结晶或小檗碱硝酸盐结晶析出。

2. 微量升华法 利用中药中所含的某些化学成分在一定温度下能升华的性质，获得升华物，在显微镜下观察其结晶形状、颜色及特有化学反应，作为中药鉴别的特征。

大黄主要含有游离蒽醌类成分，牡丹皮主要含有丹皮酚、牡丹酚苷等酚类化合物，一般具有升华性。通过微量升华法对大黄、牡丹皮进行快速定性鉴别。

方法：取金属片安置于有圆孔的石棉板上，金属片上放一小金属圈，对准于石棉板上的圆孔，圈内加入少许大黄粉末，圈上放一载玻片，在石棉板圆孔处用酒精灯徐徐加热，见载玻片上凝聚黄色物，去火待冷，将玻片取下反转后，在显微镜下观察，可见黄色针状（低温时）、枝状或羽毛状（高温时）结晶。在结晶上加碱液则呈红色（蒽醌类成分与碱液反应）。

另少许牡丹皮粉末同法操作，其粉末的微量升华物于显微镜下观察，可见长柱状或针状、羽状结晶，滴加三氯化铁醇溶液，结晶溶解呈暗紫色（丹皮酚与三氯化铁反应）。

3. 荧光分析法 利用中药中所含某些化学成分，在紫外光或自然光下能产生一定颜色荧光的性质进行中药的品种鉴别。

正品大黄不含有土大黄苷成分。而大黄伪品华北大黄、藏边大黄、河套大黄等含有土大黄苷，该成分具有紫外吸收，在紫外光 365nm 波长下可见蓝紫色荧光。将大黄及其伪品饮片，或其粉末置紫外灯下观察，如显蓝紫色荧光的为伪品，如为正品大黄显暗棕色荧光。

方法：将饮片置紫外光灯下（365nm）观察是否具有蓝紫色荧光。

4. 水试法

（1）秦皮 取秦皮少许，加热水浸泡，浸出液在日光下可见碧蓝色荧光。

（2）丁香　入水后，萼管垂直下沉，直立水中，球形花蕾完全浮于水面；若为提取挥发油后的干燥品则漂浮于水面。

（3）红花　取少量浸水中，水染成金黄色。

（4）胖大海　热水浸泡膨大呈海绵状，可达原体积的8~10倍；伪品圆粒苹婆则膨胀慢且小。

（5）菟丝子　用热水浸泡，表面有黏性。加热煮沸5~10分钟，则可见白色卷曲状丝状物，形如吐丝。若质坚，煮沸无变化则为伪品。

5. 火试法

（1）海金沙　取少许撒于火中燃烧，会发出爆鸣音且有闪光，无灰渣残留者为正品，松花粉、蒲黄等非孢子来源的药材无此现象。

（2）沉香　火烧发出浓烟及强烈的香气，并有黑色油状物流出，烧完后剩下白色灰烬。

实验报告 ●●●

简述各种理化反应及薄层色谱的主要原理、步骤，并描述反应结果。

思考题 ●●●

1. 总结有哪些药材可以通过微量升华的方法鉴别，并比较其鉴别特征。

2. 利用某些药材中的化学成分性质，可采用荧光分析法快速鉴别。请列举3种可采用荧光法鉴别的药材，并说明其鉴别特征。

实验十五　黄连的薄层色谱鉴别

薄层色谱法（thin-layer chromatography，TLC）系将供试品溶液点于薄层板上，在展开容器内用展开剂展开，使供试品所含成分分离，所得色谱图与适宜的对照物（对照品或对照药材）按同法所得的色谱图对比，用于鉴别、检查或含量测定。该法快速，灵敏，操作简便，设备简单，是目前中药鉴别中使用最多的色谱法。

TLC中常用比移值（R_f）来表示各斑点/条带在色谱中的移行位置。在相同的展开条件下，同一化合物在薄层板上的R_f相同，可用于中药的定性鉴别。

$$R_f = \frac{\text{基线至展开斑点中心的距离}}{\text{基线至展开剂前沿的距离}}$$

TLC的操作方法一般包括以下5个步骤：

1. 供试品溶液的制备　中药成分复杂，目标成分的分离和检测往往容易受到干扰，在选择合适的溶剂进行目标成分提取的同时，需要适度的富集或净化，如液-液萃取、固-液萃取法等。

2. 点样　通常在洁净干燥的环境，用专用毛细管或配合半自动或自动点样器将样品点样于薄层板上，点样体积一般为0.5～10μl，可采用点状或条带状点样。常见的薄层板有硅胶板、聚酰胺板、氧化铝板等，有市售薄层板（普通或高效板）和自制薄层板。点样时注意勿损伤薄层板表面。

3. 展开　将点样后的薄层板放入展开缸中，确保样品斑点在展开剂液面5mm以上。为防止边缘效应，展开前可用溶剂蒸气预平衡。可在展开缸中加入适量的展开剂，将载有供试品的薄层板置于展开缸中，其底端不接触展开剂，密闭，一般保持15～30min，使展开缸达到溶剂蒸气饱和的状态。一般上行展开8～15cm，高效薄层板上行展开5～8cm。当溶剂前沿达到规定的展距，取出薄层板，晾干，待检测。必要时，可进行二次展开或双向展开。

4. 显色与检视　供试品中含有颜色的成分可直接在可见光下检视，无色物质可用喷雾法或浸渍法，以适宜的显色剂显色，或加热显色，在可见光下检视；有荧光的物质或遇某些试剂可激发荧光的物质可在紫外光（365nm或254nm）下观察荧光斑点。对于无色但在紫外光下有吸收的成分，可用带有荧光剂的薄层板（如硅胶GF254板），在紫外光254nm下观察荧光板面上的荧光猝灭物质形成的色谱。

5. 色谱记录与识别　薄层色谱图像一般可采用摄像设备拍摄，以光学照片或电子图像的形式保存。也可用薄层扫描仪扫描记录相应的色谱图。对所得色谱的识别，主要是观察供试品色谱图中所显斑点的颜色（或荧光）和位置是否与对照物（对照品或对照药材）色谱的斑点一致。

实验目的与要求 •••

掌握　薄层色谱方法在中药鉴定中的应用。

实验仪器、试剂及材料 •••

1. 仪器　超声波清洗机、高效硅胶G薄层板、双槽展开缸、电子天平、紫外分光光度仪、具塞锥形瓶等。

2. 试剂　环己烷、乙酸乙酯、异丙醇、甲醇、三乙胺、浓氨试液、蒸馏水、盐酸黄连碱对照品、盐酸表小檗碱对照品、盐酸小檗碱对照品、盐酸巴马汀对照品等。

3.材料 黄连（包括味连、雅连和云连）及黄连对照药材。

实验内容 •••

1. 溶液的制备

（1）供试品溶液 取黄连药材粉末0.25g，加甲醇25ml，密塞，超声处理30分钟，滤过，取上清液作为供试品溶液。

（2）对照药材溶液 另取黄连对照药材0.25g，同法制成对照药材溶液。

（3）对照品溶液 分别取盐酸黄连碱对照品、盐酸表小檗碱对照品、盐酸小檗碱对照品和盐酸巴马汀对照品，加甲醇制成每1ml各含0.5mg的溶液，作为对照品溶液。

2. 点样、展开

吸取上述溶液各2μl，分别点于同一高效硅胶G薄层板上，以环己烷–乙酸乙酯–异丙醇–甲醇–水–三乙胺（3∶3.5∶1∶1.5∶0.5∶1）为展开剂；展开前，于展开缸一侧放展开剂，另一侧放等体积氨水，预平衡20分钟。展开，取出，晾干。

3. 检视

置紫外光灯（365nm）下检视。供试品色谱中，在与对照药材和对照品色谱相应位置上，显相同颜色的斑点。

实验报告 •••

记录黄连薄层色谱鉴别的操作步骤，绘出薄层色谱图，并计算黄连碱、表小檗碱、小檗碱、巴马汀的R_f值。

思考题 •••

1. 在薄层色谱中，影响R_f值的因素有哪些?

2. 在中药薄层色谱鉴别中，采用对照药材作为对照有何优势?

实验十六　天麻的特征图谱鉴别

中药特征图谱是指中药经过适当的处理后，采用一定分析手段获取的能够表征其成分特征的共有峰图谱。中药特征图谱与中药复杂的化学成分特征相符，具有整体性和模糊性的特点，在中药质量标准整体控制中得到了广泛的应用，可用于鉴别中药材的真伪，评价中药材质量的均一性和稳定性。中药特征图谱强调"特征性"，即中药中某一类成分的专属表征，选取图谱中具有特征意义的某类成分信息作为特征峰，通过定性（对照品或色谱峰相对保留时间定位）与半定量（色谱峰相对峰面积）测定等方式来评价。HPLC法具有高效、快速、灵敏、重现性好、应用范围广等特点，已成为中药色谱特征图谱研究的首选方法。

建立药材HPLC特征图谱的一般程序包括：①样品收集；②供试品及对照品溶液的制备；③检测方法的确立，包括测定方法、供试品制备条件、测定条件的优化等；④方法学验证，包括精密度试验、重复性试验、稳定性试验等考察试验；⑤特征图谱建立，即根据多批次样品的HPLC图谱，建立共有模式，指定特征色谱峰。

天麻为兰科植物天麻 *Gastrodia elata* Bl.的干燥块茎，有息风止痉，平抑肝阳，祛风通络的功效，应用广泛。但其质量受到品种、共生真菌、栽培技术与产地、加工炮制工艺等多方面因素的共同影响，有必要基于明确的化学成分差异进行鉴定和有效的质量控制。

实验目的与要求

掌握　中药的高效液相色谱特征图谱的建立方法。

实验仪器、试剂及材料

1. 仪器　分析天平、高效液相色谱仪、ODS-C18反相色谱柱（4.6mm×250mm，5μm），超声波清洗器等。

2. 试剂　超纯水、乙腈、磷酸、甲醇、对羟基苯甲醇、天麻素对照品、巴利森苷对照品、巴利森苷B对照品、巴利森苷C对照品、巴利森苷E对照品等。

3. 材料　不同批次的天麻药材。

实验内容

1. 样品溶液的制备　取本品粉末（过四号筛）约0.5g，精密称定，置具塞锥形瓶中，精密加入50%甲醇25ml，称定重量，超声处理（功率500W，频率40kHz）30分钟，放冷，再称定重量，用50%甲醇溶液补足减失的重量，摇匀，滤过，取续滤液，即得。

2. 对照品溶液的制备　精密称取天麻素、对羟基苯甲醇、巴利森苷、巴利森苷B、巴利森苷C及巴利森苷E对照品适量，置10ml量瓶中，加50%甲醇溶解并稀释至刻度，摇匀，制成浓度分别为0.30、0.10、0.60、0.30、0.10、0.40mg/ml的混合对照品溶液。

3. 色谱条件

色谱柱：ODS-C18反相色谱柱（4.6mm×250mm，5μm）；流动相：乙腈（A）-0.1%磷酸（B），梯度洗脱，洗脱程序见表16-1；检测波长220nm；流速0.8ml/min；柱温30℃；进样体积3μl。

表16-1　梯度洗脱程序

时间（min）	A（%）	B（%）
0～10	3→10	97→90
10～15	10→12	90→88
15～25	12→18	88→82
25～35	18→18	82→82
35～37	18→95	82→5

4. HPLC特征图谱的建立

（1）平衡高效液相色谱仪至基线平稳，精密吸取3μl供试品溶液注入液相色谱仪，按上述色谱条件进行色谱分析，数据采集时间为40分钟，得到供试品溶液的HPLC图谱。

（2）精密吸取3μl对照品溶液注入液相色谱仪，按上述色谱条件进行色谱分析，数据采集时间为40分钟，得到对照品的HPLC图谱。

（3）共有峰的确定。收集10组样品测试数据。以天麻素峰为参照峰，以其保留时间为基准，计算其余各峰的相对保留时间（式16-1）。相对保留时间的相对偏差小于3%，可确定为共有峰。

$$R_{RT(i)} = \frac{RT_{(i)}}{RT_{(s)}} \tag{16-1}$$

式中，$RT_{(i)}$为各色谱峰的保留时间，$RT_{(s)}$为参照峰的保留时间。

（4）记录各色谱峰的保留时间，采用国家药典委员会颁布的《中药色谱指纹图谱相似度评价系统》（2012版），对10批样品的图谱及数据进行综合评价，生成天麻对照特征图谱（图16-1）。

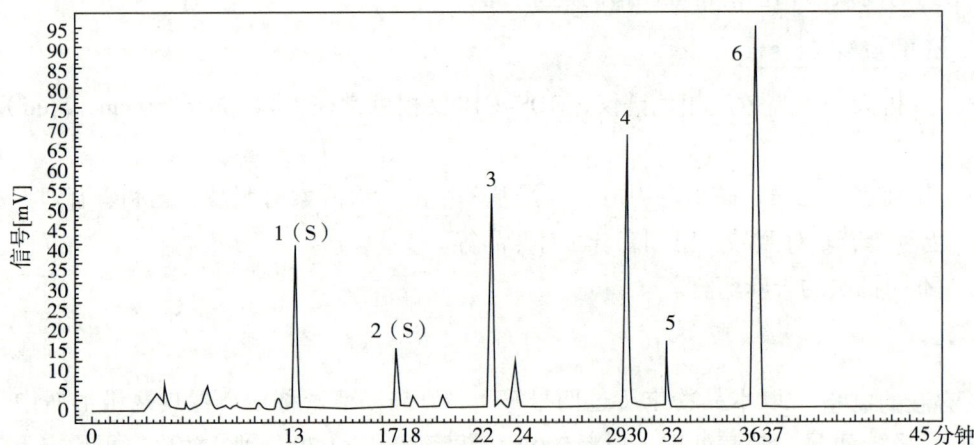

图16-1　天麻对照特征图谱

1.天麻素［gastrodin（S）］；2.对羟基苯甲醇（p-hydroxybenzyl alcohol）；3.巴利森苷E（barrison E）；4.巴利森苷B（barrison B）；5.巴利森苷C（barrison C）；6.巴利森苷（burrison glycosides）

实验报告 •••

1.记录本组测试得到的天麻HPLC特征图谱。

2.标记天麻特征图谱中共有峰并计算相对保留时间。

思考题 •••

1.HPLC特征图谱中参照峰应该如何选择？

2.阐述中药特征图谱的优缺点。

实验十七　中药水分、灰分及浸出物测定

中药中水分含量与其质量密切相关。水分含量过高，易发生霉变、虫蛀等变质现象。中药中水分测定常用烘干法、甲苯法、减压干燥法等。

为了保证中药不含过多的泥土、砂石等无机杂质，需要测定其灰分，包括总灰分与酸不溶性灰分。当中药的总灰分超过生理灰分（将中药加热灰化后，细胞壁和细胞内的无机物质形成的灰烬）的正常限度时，说明有其他无机杂质掺杂。对于生理灰分含量较高的药材，特别是含草酸钙较多的药材，可测定酸不溶性灰分，以便更准确反映该药材中泥砂等无机物质的混杂程度。因此，灰分的测定对于保证药材纯度具有重要意义。

浸出物测定法是指用水、乙醇或其他适宜溶剂，有针对性地对中药中可溶性物质进行测定的方法。

实验目的与要求 •••

掌握　中药材和饮片的水分、灰分、酸不溶性灰分及浸出物测定方法；中药材和饮片的水分、灰分、酸不溶性灰分及浸出物测定的意义。

实验仪器、试剂及材料 •••

1. 仪器　扁形称量瓶、烘箱、电子天平、干燥器、硅胶干燥剂、圆底烧瓶、直形冷凝管、分液漏斗、水分测定器、坩埚、水浴锅、马弗炉、表面皿、坩埚钳、无灰滤纸等。

2. 试剂　甲苯、稀盐酸、蒸馏水、乙醇等。

3. 材料　大青叶、当归、大黄、巴戟天、续断、连翘、杜仲。

实验内容 •••

1. 烘干法测定水分　本法适用于不含或少含挥发性成分的中药。

先将大青叶药材破碎成直径不超过3mm的碎片，然后取碎片约5g，平铺于干燥至恒重的扁形称量瓶中，厚度不超过5mm，精密称定（称重为W_1）。打开瓶盖在100～105℃干燥5h，将瓶盖盖好，移置干燥器中，冷却30min，精密称定，再在上述温度干燥1h，冷却30min，精密称定，至连续两次称重的差异不超过5mg为止（称重为W_2）。根据减失的重量，按照式（17-1）计算大青叶中的含水量（%）。

$$中药中水分含量（\%）= \frac{W_1-W_2}{W_1} \times 100\% \tag{17-1}$$

2. 甲苯法测定水分　本法适用于含挥发性成分的中药。

（1）仪器装置如图17-1所示，实验前洗净全部仪器，并置烘箱中烘干。

（2）将甲苯置分液漏斗中，加少量水充分振摇，放置，分去水层，甲苯蒸馏后备用。

（3）取当归粗粉适量（相当于含水量2～4ml），精密称定，置A瓶中，加甲苯约200ml，必要时加入干燥、洁净的玻璃珠数粒，将仪器各部分连接，自冷凝管顶端加入甲苯至充满B管的狭细部分。将A瓶置电热套中或用其他适宜方法缓缓加热，待甲苯开始沸腾时，调节温度，使每秒钟馏出2滴。待水分完全馏出，即测定管刻度部分的水量不再增加时，将冷凝管内部先用适量甲苯冲洗，再用饱蘸甲苯的长刷或其他适宜方法，将管壁上附着的甲苯推下，继续蒸馏5min，放冷至室温，拆卸装置，如有水黏附在B管的管壁上，可用蘸甲苯的铜丝推下，放置，使水分与甲苯完全分离。读取水量，并按照式（17-2）换算成当归中的含水量（%）。

$$中药中水分含量（\%）= \frac{水量}{样品重量} \times 100\% \qquad (17\text{-}2)$$

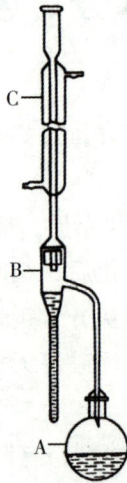

图 17-1　水分测定器（甲苯法）

A.圆底烧瓶；B.水分测定管；C.直形冷凝管

3. 灰分的测定

（1）总灰分测定　取大黄粗粉（粉碎过二号筛）3～5g，置已炽灼至恒重的坩埚中，精密称定，然后置马弗炉中缓缓炽灼，注意避免燃烧，至完全炭化时，逐渐升高温度至500～600℃，使完全灰化并至恒重。根据残渣重量，按照式（17-3）计算大黄中总灰分的百分数。

$$中药中总灰分含量（\%）= \frac{残渣重}{供试品重量} \times 100\% \qquad (17\text{-}3)$$

（2）酸不溶性灰分测定　取总灰分测定所得的灰分，在坩埚中小心加入稀盐酸约10ml，用表面皿覆盖坩埚，置水浴上加热10min，表面皿用热水5ml冲洗，洗液并入坩埚中，用无灰滤纸滤过，坩埚内的残渣用水洗于滤纸上，并洗涤至洗液不显氯化物反应为止。滤渣连同滤纸移至同一坩埚中，干燥，炽灼至恒重。根据残渣重量，按照式（17-4）计算大黄中含酸不溶性灰分的百分数。

$$中药中酸不溶性灰分含量（\%）= \frac{酸处理并烧灼后残渣重量}{供试品重量} \times 100\% \qquad (17\text{-}4)$$

4. 水溶性浸出物的测定

（1）冷浸法　取巴戟天粗粉约4g，称定重量，置250ml锥形瓶中，精密加入蒸馏水100ml，密塞冷浸，前6h内时时振摇，再静置18h；用干燥滤器迅速滤过，精密吸取滤液20ml，置于已干燥至恒重的蒸发皿中，在水浴上蒸干，于105℃干燥3h，移置干燥器中，冷却30min，迅速精密称定重量，按照式（17-5）计算巴戟天中水溶性浸出物的百分数。

（2）热浸法　取续断粉末4g，称定重量，置250ml锥形瓶中，精密加入蒸馏水100ml，塞紧，称定重量，静置1h后，连接冷凝管，加热至沸腾，并保持微沸1h，放冷后，取下锥形瓶，密塞，称定重量，用水补足减失的重量，摇匀，用干燥滤器滤过。精密吸取滤液25ml，置已干燥至恒重的蒸发皿中，在水浴上蒸干，于105℃干燥3h，移置干燥器中，冷却30min，迅速精密称重，按照式（17-5）计算续断中水溶性浸出物的百分数。

5. 醇溶性浸出物的测定

其测定方法与水溶性浸出物的测定法相同，亦有冷浸法和热浸法两种，只是用不同浓度的乙醇或甲醇代替水为溶媒，热浸法须在水浴上加热。

（1）冷浸法　取连翘粉末约4g，称定重量，以65%乙醇代替水，照上述水溶性浸出物的冷浸法测定。

（2）热浸法　取杜仲粉末约4g，称定重量，以75%乙醇代替水，照上述水溶性浸出物的热浸法测定。

$$水（醇）溶性浸出物（\%）=\frac{（浸出物和蒸发皿重-蒸发皿重）\times 加水（醇）体积}{供试品重量 \times 量取滤液的体积}\times 100\% \quad （17-5）$$

实验报告 •••

1. 分别记录大青叶与当归的水分测定实验步骤，计算其含水量，并判断是否符合《中国药典》的要求。

2. 记录灰分测定实验步骤，计算大黄中总灰分与酸不溶性灰分的含量，并判断是否符合《中国药典》的要求。

3. 分别记录巴戟天与续断的水溶性浸出物测定实验步骤，并计算水溶性浸出物的含量，并判断是否符合《中国药典》的要求。

思考题 •••

1. 干燥失重与水分的含义有何不同？

2. 总灰分和生理灰分的含义有何不同？

3. 简述浸出物测定在中药质量控制中的意义。

第三章　中药分子鉴定实验

概　述

中药分子鉴定是利用中药中的大分子信息进行中药鉴别的方法。中药中的大分子包括DNA、mRNA和蛋白质等。由于DNA分子是绝大多数生物的遗传物质，具有特异性强、稳定性好、微量、准确等特点，因此中药分子鉴定方法目前主要集中于DNA分子鉴定。DNA分子鉴定技术在易混淆品种、动物药等难以用性状、显微以及理化等方法鉴定的中药、濒危动植物药材、破碎药材、陈旧药材、考古出土中药珍贵样品的鉴定、药材掺伪鉴定以及含中药原型的中成药鉴定（丸剂、散剂等）等方面具有十分突出的技术优势。《中国药典》已收载川贝母、乌梢蛇、蕲蛇、金钱白花蛇、霍山石斛的DNA分子鉴定方法及"中药材DNA条形码分子鉴定法指导原则"，标志着中药分子鉴定方法成为继四大经典鉴别方法之后的第五大鉴别方法。常用的DNA分子鉴定方法有：基于PCR技术的位点特异性鉴别和PCR-RFLP法、DNA条形码法等。

一、基于 PCR 技术的位点特异性鉴别和 PCR-RFLP 法

聚合酶链式反应（polymerase chain reaction，PCR）是一种模拟自然DNA复制过程的体外酶促合成特异性核酸片段的方法。通常需要两条位于待扩增片段两侧的寡聚核苷酸引物，这些引物分别与待扩增片段的正义链和反义链互补，使两引物之间的区域得以通过聚合酶链式反应扩增。扩增过程包括DNA变性、退火和延伸，如此重复多轮，DNA片段以指数形式得以扩增。

DNA分子鉴定通过比较物种间DNA分子的遗传差异来鉴别不同药材。DNA分子具有遗传稳定性与化学稳定性，与性状鉴别、显微鉴别、理化鉴别方法相比，DNA分子鉴别方法不受外界环境和药用植物发育阶段以及器官组织差异的影响，因而鉴别结果准确可靠。实际应用中，目前多采用位点特异性鉴别PCR方法（diagnostic PCR）和基于PCR扩增的特定片段限制性位点分析（PCR-RFLP）。

位点特异性PCR鉴别方法是根据正品及其混伪品特定区域的DNA序列数据，设计有高度特异性的药材鉴别引物。与通用引物不同的是，这对引物在PCR扩增时只能对来自目标药材DNA模板中的特定区域进行有效扩增，而对来自非目标样品中该区域不能进行扩增。PCR-RFLP是在PCR和DNA序列分析基础上产生的RFLP技术。该方法是通过PCR扩增一段DNA片段，然后再选择适当的限制性内切酶，消化PCR产物，经电泳可得到有种属特异性的电泳谱带，从而达到品种鉴定的目的。

二、DNA 条形码鉴定法

DNA条形码（DNA barcoding）分子鉴定法指利用基因组中一段公认的、相对较短的DNA序列（标准基因片段）进行物种快速、准确识别与鉴定的一种分子生物学技术，利用 DNA 条形码进行物种鉴定有显著的优势：①不受个体形态特征及发育阶段的影响，从基因水平上提供一种可靠的分类依据；②可提供信息明确的数字化数据库，弥补形态描述的不足，提高物种的鉴别速度，同时便于发现新物种；③可以在较短时间建立应用系统，操作流程简单、规范，可减少对经验的过度依赖。DNA

条形码的选择标准：①标准的短片段；②要有足够的变异可将物种区分开；③序列两端相对保守，以方便引物的设计。目前已经形成完善的中药DNA条形码鉴定体系，加快了中药鉴定标准化的进程。中药DNA条形码分子鉴定通常是以核糖体DNA第二内部转录间隔区（ITS2）为主体条形码序列鉴定中药材的方法体系，其中植物类中药材选用ITS2/ITS为主体序列，以叶绿体psbA-trnH为辅助序列的条形码鉴定体系；动物类中药材采用细胞色素C氧化酶亚基Ⅰ（COⅠ）为主体序列，ITS2为辅助序列的条形码鉴定体系，符合中药材鉴定简单、精确的特点，有明确的判断标准，能够实现对中药材及其基原物种的准确鉴定。

　　与传统的鉴定方法相比较，DNA条形码技术能直接从基因水平上提供丰富的鉴别依据，可以实现对中药材原植物、饮片、粉末甚至中成药等材料来源的物种鉴定。例如通过对药用植物的部分叶片、种子或粉末、药用真菌的菌丝、孢子，以及药用动物的毛发、血液或部分组织等，提取较为完整的DNA，利用通用引物扩增短的DNA条形码序列可实现动植物物种的快速准确鉴定。

三、聚合酶链式反应法通则

　　1. 仪器一般要求　　所用仪器包括电子天平、离心机、冰箱、恒温仪、紫外分光光度仪、可对温度进行连续控制并实现核酸指数级扩增的PCR仪、具有稳压直流电源和平板电泳槽电泳仪、紫外凝胶成像仪等。仪器应定期进行校准。使用PCR法进行测定的一般步骤包括样品前处理和DNA提取、PCR反应、凝胶电泳与凝胶成像等。电子天平用于样品前处理时的取样称量，离心机主要用于DNA提取过程中的固液分离和柱纯化分离，冰箱用于DNA、酶的保存，恒温仪用于DNA提取时的孵育，紫外分光光度仪用于DNA浓度和质量的测定，PCR仪用于PCR扩增，具有稳压直流电源和平板电泳槽电泳仪用于凝胶电泳，紫外凝胶成像仪用于凝胶成像，上述仪器均为进行PCR必不可少的仪器。

　　2. 样品前处理　　由于PCR样品用量小，首先应通过一定手段对样品进行均质处理。由于不同中药、动物源性生化药原辅料、中间体性质不一，取样部位和取样量应根据样本进行分别规定，中药材需按药材和饮片取样法取样。由于药材表面往往具有细菌、霉菌、其他药材附着、污染物等情况，且可能存在样品间交叉污染，应先去除外源污染和附着物，依次使用75%乙醇和无菌双蒸水擦拭表面后晾干，以确保供试品准确性。动物源性生化药品原辅料、中间体可根据样本来源和样本类型适当处理后取样，如骨骼、全蝎等可参照药材和饮片取样法取样，血清等液体样品在取样前应充分混匀。供试品通常使用液氮研磨和组织研磨仪进行粉碎，液氮研磨可使样品保持低温状态，防止DNA降解，而组织研磨仪可同时粉碎多份样品，可有效避免样品间的交叉污染，粉碎粒度小，均质性强。由于PCR鉴别具有很高的灵敏度，供试品前处理应严格与其他区域隔离并严格防止交叉污染。

　　3. 模板DNA制备方法　　获得高质量DNA是PCR法成功的前提，提取的DNA应符合PCR反应及其产物检测的要求，即DNA含量、完整性、纯度应满足扩增、酶切和电泳检查等步骤的要求。常用的药品DNA提取方法包括十六烷基三甲基溴化铵（cetyltriethylammnonium bromide，CTAB）法、十二烷基硫酸钠（sodium dodecyl sulfate，SDS）法、DNA碱裂解法等。其中CTAB法可通过调整提取缓冲液中盐浓度去除DNA中的多糖、蛋白质、色素及多酚类杂质，且可通过增加聚乙烯吡咯烷酮（PVP）及β-巯基乙醇的含量来防止植物细胞中多酚类物质的氧化。SDS法可通过调整SDS浓度和蛋白酶K含量对骨类、角甲类、壳类药品进行DNA提取。与CTAB和SDS法相比，DNA碱裂解法的试剂组成简单、操作步骤少，且不需要使用酚等有毒试剂，被认为是一种具有良好前景的药品快速DNA提取方法。在DNA提取过程中，也可以采用基于上述或其他原理的等效DNA提取试剂盒，目前常用试剂盒多采用硅胶膜离心柱法。

4. 引物选择 特异性PCR反应鉴别法是《中国药典》收载中药材和饮片PCR检测的主要方法，其原理是根据正伪品药材间碱基存在差异的一段特定区域DNA序列，设计特异性的正品鉴别引物，建立PCR反应及其产物检测方法，根据凝胶电泳条带的大小及有无区分正品和伪品，从而实现中药材及饮片的鉴别。《中国药典》蕲蛇、乌梢蛇饮片、金钱白花蛇项下收载的PCR鉴别法，其原理属特异性PCR反应鉴别法。

5. 核酸扩增方法 一般来说，PCR 反应体系应由脱氧核糖核苷三磷酸（dNTPs，含脱氧核糖核苷三磷酸dATP，dCTP，dGTP，dTTP各2.5mmol/L）、引物溶液（10～30μmol/L）、耐热TaqDNA聚合酶（具有5′-3′聚合酶活性）1～2.5U及其缓冲液（含镁离子）、模板和无菌水组成，总体积为25或30μl。扩增程序应包括变性、退火、延伸3个基本步骤，还可包括预变性、终延伸。预变性时间一般为94℃保温3～5min，对于鸟嘌呤和胞嘧啶所占比例较高的品种，可适当延长预变性时间至10min或升高预变性温度至98℃。PCR 循环可以为3步或2步PCR 循环，反应循环次数一般在30～40次，退火温度一般在45～65℃。当PCR 反应产物长度小于500bp时，退火延伸时间一般在20～45s。终延伸温度一般为72℃或68℃，可根据使用的Taq DNA聚合酶特性决定。特异性PCR对反应条件要求严格，其退火温度、酶量、引物量、循环数、模板浓度、Taq酶种类均可影响鉴别结果。

6. 反应产物检测 DNA片段可通过琼脂糖凝胶电泳法进行反应产物检测。大量实验数据证明，琼脂糖凝胶电泳已成为成熟PCR或酶切产物检测技术，PCR反应产物检测采用供试品与对照品/对照药材DNA扩增/酶切产物凝胶电泳结果进行对比的方式进行。由于不同检测批次凝胶电泳迁移速度、迁移时间不同，需要对照DNA相对分子质量标准判断产物片段凝胶电泳迁移位置，DNA相对分子质量标准应含有用于结果判定的相对分子质量条带。琼脂糖凝胶电泳法适合分离片段大小差异为50～1000bp的反应产物，根据产物片段大小选择合适浓度的琼脂糖凝胶；对于片段小于1000bp的产物，制备的琼脂糖凝胶质量分数应在1%～3%。

由于PCR鉴别具有很高的灵敏度，为避免在实验过程中由于操作不当引入的外源污染或样品交叉污染，需同时进行对照试验，阳性对照使用对照品或对照药材，阴性对照使用无菌双蒸水，保证实验的可靠性。

7. 质量控制 质量控制是检测结果质量保证体系中最重要、最关键的环节之一。由于PCR具有极高的灵敏度，能将微量DNA模板放大，微量的试剂、器具、耗材、气溶胶或样品交叉污染可能造成假阳性结果；而检测人员的错误操作或试剂、耗材的失效则易造成假阴性结果。

实验十八　川贝母的DNA分子鉴定

实验目的与要求 •••

掌握　川贝母的聚合酶链式反应-限制性内切酶长度多态性（PCR-RFLP）鉴定方法。

实验仪器、试剂及材料 •••

1. 仪器　天平、研钵、微量移液枪、枪头、1.5ml Eppendorf管、高速冷冻离心机、水浴锅、凝胶成像仪。

2. 试剂　新型广谱植物基因组DNA快速提取试剂盒、10×PCR缓冲液、二氯化镁（25mmol/L）、dNTP（10mmol/L）、高保真Taq DNA聚合酶（5U/μl）、10×酶切缓冲液、PCR反应液、Sma I（10U/μl）、75%乙醇、无菌双蒸水和电泳所需试剂。参照《中国药典》记载的特异性引物：

F：5′ CGTAACAAGGTTTCCGTAGGTGAA 3′

R：5′ GCTACGTTCTTCATCGAT 3′

3. 材料　川贝母、甘肃贝母、暗紫贝母、梭砂贝母、新疆贝母、伊贝母、平贝母、湖北贝母、天目贝母、东贝母、浙贝母。

实验内容 •••

1. 川贝母总DNA的提取　取本品0.1g，依次用75%乙醇1ml、无菌双蒸水1ml清洗，吸干表面水分，置研钵中磨成极细粉。取20mg，置1.5ml离心管中，用新型广谱植物基因组DNA快速提取试剂盒提取DNA；加入缓冲液AP1 400μl和RNA酶溶液（10mg/ml）4μl，涡漩振荡，65℃水浴加热10min，加入缓冲液AP2 130μl，充分混匀，冰浴冷却5min，14000r/min离心10min；吸取上清液转移入另一离心管中，加入1.5倍体积的缓冲液AP3/E，混匀，加到吸附柱上，13000r/min离心1min，弃去过滤液，加入漂洗液700μl，12000r/min离心30s，弃去过滤液；再加入漂洗液500μl，12000r/min离心30s，弃去过滤液；再13000r/min离心2min，取出吸附柱，放入另一离心管中，加入50μl洗脱缓冲液，室温放置3~5min，12000r/min离心1min，将洗脱液再加入吸附柱中，室温放置2min，12000r/min离心1min，取洗脱液，作为供试品溶液，置4℃冰箱中备用。另取川贝母对照药材0.1g，同法制成对照药材模板DNA溶液。

2. PCR-RFLP实验　PCR前将提取的DNA稀释5倍，至模板浓度为30~100ng/μl。PCR反应体系：10×PCR缓冲液3μl，二氯化镁（25mmol/L）2.4μl，dNTP（10mmol/L）0.6μl，正反引物（30μmol/L）各0.5μl，高保真Taq DNA聚合酶（5U/μl）0.2μl，模板DNA 1μl，无菌双蒸水21.8μl。（在200μl离心管中进行，反应总体积为30μl）。PCR反应条件为：95℃预变性4min，循环反应30次（95℃ 30s，55~58℃ 30s，72℃ 30s），72℃延伸5min。

取PCR反应液，置500μl离心管中，进行酶切反应：10×酶切缓冲液2μl，PCR反应液6μl，Sma I（10U/μl）0.5μl，无菌双蒸水补充溶液体积至20μl；30℃水浴反应2h。另取无菌双蒸水，同法上述PCR-RFLP反应操作，作为空白对照。

3. 琼脂糖凝胶电泳　在20μl反应产物中加入2.2μl含GelRed核酸染料的10×Loading buffer混匀后，取10μl反应产物于1.5%琼脂糖凝胶电泳，电泳时间约为20min，结束后，取凝胶在凝胶成像仪上或紫外透射仪上检视。电泳供试品凝胶电泳图谱中，在与对照药材凝胶电泳图谱相应的位置上，在

100～250bp应有两条DNA条带，伪品对照无条带（图18-1）。

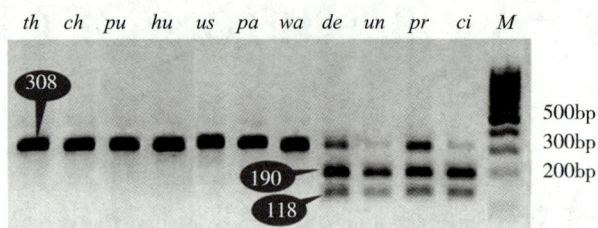

图18-1　川贝母和非川贝母PCR-RFLP电泳图谱

M: marker条带；*ci*: 川贝母 *F. cirrhosa*；*pr*: 甘肃贝母 *F. przewalskii*；*un*: 暗紫贝母 *F. unibracteata*；*de*: 梭砂贝母 *F. delavayi*；*wa*: 新疆贝母 *F. walujewii*；*pa*: 伊贝母 *F. pallidiflora*；*us*: 平贝母 *F. ussuriensis*；*hu*: 湖北贝母 *F. hupehensis*；*pu*: 天目贝母 *F. monantha*；*ch*: 东贝母 *F. thunbergii var. chekiangensis*；*th*: 浙贝母 *F. thunbergii*

实验报告

记录实验步骤与分析实验结果。

思考题

1. 川贝母DNA提取中有哪些需要注意的要点？
2. PCR-RFLP法与位点特异性PCR有什么区别？

实验十九　乌梢蛇的DNA分子鉴定

实验目的与要求 ●●●

掌握　乌梢蛇位点特异性PCR鉴定方法。

实验仪器、试剂及材料 ●●●

1. 仪器　天平、研钵、微量移液枪、枪头、1.5ml Eppendorf管、高速冷冻离心机、水浴锅、凝胶成像仪。

2. 试剂　CTAB缓冲液、三氯甲烷–异戊醇（24∶1）、异丙醇、75%乙醇、无菌双蒸水、电泳所需试剂。选用《中国药典》所使用的乌梢蛇特异性引物：

F：5′ GCGAAAGCTCGACCTAGCAAGGGGACCACA 3′

R：5′ CAGGCTCCTCTAGGTTGTTATGGGGTACCG 3′

3. 材料　乌梢蛇药材、其他蛇类药材。

实验内容 ●●●

1. 乌梢蛇和其他蛇类总DNA的提取　取本品0.5g，置研钵中，加液氮适量，充分研磨使成粉末，过40目筛。取约20mg粉末置1.5ml离心管中，加入600μl 65℃预热的CTAB缓冲液，65℃水浴30min（每隔10min颠倒混匀）后，12000r/min离心5min。取400μl上清液，加入等体积的三氯甲烷–异戊醇（24∶1），轻轻颠倒混匀2min，12000r/min离心5min。取300μl上清液，加入等体积的三氯甲烷–异戊醇（24∶1），轻轻颠倒混匀2min，12000r/min离心5min。取200μl上清液，加入等体积–20℃预冷的异丙醇，轻微混匀，看到离心管内有白色絮状沉淀。若沉淀太少，可将离心管放入–20℃冰箱冷冻5min左右。12000r/min离心5min，小心弃上清，留下管内白色沉淀，加入500μl 75%乙醇重复漂洗两次。12000r/min离心3min，小心弃掉漂洗液后，用白色10μl枪头吸出残留漂洗液，并将离心管开盖放置于40℃烘箱中约20min，待管内乙醇完全挥干后，加入50μl无菌双蒸水溶解提取的DNA。

2. 位点特异性PCR　PCR前将提取的DNA稀释5倍，至模板浓度为30～100ng/μl。选用Premix Taq酶预混合buffer，配制20μl的PCR反应液：Premix Taq酶预混合buffer 10μl，10μmol/L正反向引物各1μl，DNA模板1μl，无菌双蒸水补充溶液体积至20μl。PCR反应条件为：95℃预变性5min；30个循环（（95℃ 30s，63℃ 45s）；72℃ 5min。

3. 琼脂糖凝胶电泳　在20μl反应产物中加入2.2μl含GelRed核酸染料的10×loading buffer。混匀后，取10μl反应产物进行琼脂糖凝胶电泳，电泳时间约为20min，然后在凝胶成像仪中观察扩增结果（图19–1）。

实验报告 ●●●

记录实验步骤与分析实验结果。

思考题 ●●●

动物类药材与植物类药材的分子鉴定方法有哪些区别？

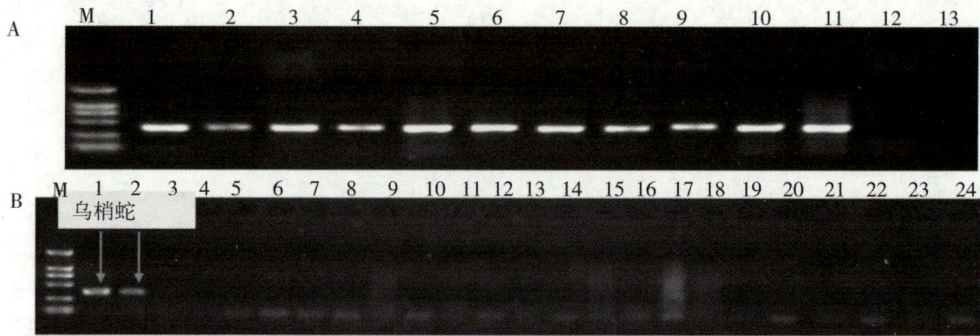

图 19-1　琼脂糖电泳检测乌梢蛇及其混伪品

A.10个不同批次的乌梢蛇药材PCR鉴别结果：1.阳性对照；2~11.乌梢蛇；12.阴性对照；13.空白

B.乌梢蛇药材及其混淆品PCR鉴别结果：1.阳性对照；2.乌梢蛇；3.虎斑颈槽蛇；4.三索锦蛇；5.双全白花蛇；6.灰鼠蛇；7.滑鼠蛇；8.红点锦蛇；9.王锦蛇；10.赤链华游蛇；11.中国水蛇；12.短吻蝮蛇；13.百花锦蛇；14.眼镜蛇；15.赤练蛇；16.铅色水蛇；17.金环蛇；18.山烙铁头蛇；19.黑眉锦蛇；20.环纹华游蛇；21.蕲蛇；22.金钱白花蛇；23.阴性对照；24.空白

实验二十 金银花与山银花的DNA分子鉴定

实验目的与要求 ●●●

掌握 金银花、山银花的位点特异性PCR鉴别方法。

实验仪器、试剂及材料 ●●●

1. 仪器 分析天平、研钵、微量移液枪、枪头、Eppendorf管、高速冷冻离心机、水浴锅、凝胶成像仪等。

2. 试剂 CTAB缓冲液、三氯甲烷、异戊醇、异丙醇、75%乙醇、无菌双蒸水、Premix Taq酶预混合buffer、DNA marker、含GelRed核酸染料的10×loading buffer、电泳所需试剂等。位点特异性引物：

Lj-F：5′ TTTATCCTTTTTTTGTTAGCGGTTGA 3′

Lj-R：5′ CTATCCCGACCATTCCC 3′

3. 材料 金银花、山银花（灰毡毛忍冬花蕾）。

实验内容 ●●●

1. 金银花和山银花总DNA的提取 将金银花和山银花的药材分别用不同的干净打粉机进行粉碎，并过干净的40目筛。取约20mg粉末至1.5ml离心管中，加入600μl 65℃预热的CTAB缓冲液，65℃水浴30min（每隔10分钟颠倒混匀）后，12000r/min离心5min。取400μl上清液，加入等体积的三氯甲烷-异戊醇（24：1），轻轻颠倒混匀2min，12000r/min离心5min。取300μl上清液，加入等体积的三氯甲烷-异戊醇（24：1），轻轻颠倒混匀2min，12000r/min离心5min。取200μl上清液，加入等体积-20℃预冷的异丙醇，轻微混匀，至离心管内有白色絮状沉淀。若沉淀太少，可将离心管放入-20℃冰箱冷冻5min左右。12000r/min离心5min，小心弃上清，留下管内白色沉淀，加入500μl 75%乙醇重复漂洗两次。12000r/min离心3min，小心弃掉漂洗液后，用白色10μl枪头吸出残留漂洗液，并将离心管开盖放置于40℃烘箱中约20min，待管内乙醇完全挥发后，加入50μl无菌双蒸水溶解提取的DNA。

2. 位点特异性PCR扩增 PCR前将提取的DNA稀释5倍，至模板浓度为30～100ng/μl。选用Premix Taq酶预混合buffer，配制20μl的PCR反应液：Premix Taq酶预混合buffer 10μl，10μmol/L正反向引物（Lj-F，Lj-R）各1μl，DNA模板1μl，无菌双蒸水补充溶液体积至20μl。

PCR反应条件为：94℃ 5min；34个循环（94℃ 20s，51℃ 20s，72℃ 30s）；72℃ 3min。取PCR反应液，置500μl离心管中，进行酶切反应：10×酶切缓冲液2μl，PCR反应液6μl，*Sma* I（10U/μl）0.5μl，灭菌水补充溶液体积至20μl；30℃水浴反应2h。另取无菌双蒸水，作为空白对照。

3. 琼脂糖凝胶电泳 在20μl反应产物中加入2.2μl含GelRed核酸染料的10×loading buffer。混匀后，取10μl反应产物进行琼脂糖凝胶电泳，电泳时间约为20min，然后在凝胶成像仪中观察扩增结果（图20-1）。

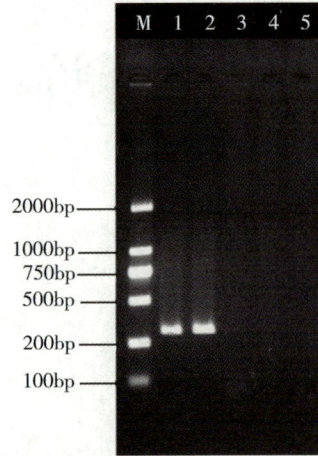

图20-1　金银花和山银花药材PCR产物琼脂糖电泳图

M: marker条带；1，2：山银花药材扩增产物；3，4：金银花药材扩增产物；5：对照

实验报告 •••

记录实验步骤与分析实验结果。

思考题 •••

金银花和山银花药材DNA提取中有哪些注意事项？

第四章　中药鉴定综合设计性实验

实验二十一　常见易混淆中药饮片的快速鉴别

实验目的与要求 •••

掌握　中药材或饮片的一般性状鉴定方法，应用所学中药性状鉴别的方法，开展常见易混淆中药饮片的快速鉴别，培养学生独立开展易混淆中药鉴别的能力。

实验仪器与材料 •••

1. 仪器　紫外灯、酒精灯、镊子、烧杯等。

2. 材料　多组常见易混淆饮片。

组1：白芍、白及、白芷、山药、防己、天花粉、茯苓、粉葛；

组2：玄参、黑顺片、制首乌、制黄精、肉苁蓉、生地黄、熟地；

组3：甘草、黄芪、苦参、桔梗、党参、板蓝根；

组4：细辛、白薇、徐长卿、龙胆、白前；

组5：生晒参、西洋参、桔梗、北沙参；

组6：地骨皮、五加皮、香加皮、牡丹皮；

组7：海金沙、松花粉、蒲黄；

组8：益智、砂仁、豆蔻、草豆蔻；

组9：枳壳、枳实、青皮。

实验内容 •••

中药材及饮片种类繁多，存在一些性状相似但功效却不同的品种，在实践中容易混淆。因此，快速鉴别易混淆中药饮片，对确保临床用药安全尤为重要。易混淆中药饮片有的具有相似的颜色，有的或具有类似的断面特征或相近的气味等，需要应用所学性状鉴别的方法，从断面特征、质地、气味、水试、火试等方面，对易混淆饮片进行比较，总结其快速鉴别经验，选取代表性饮片的主要区别点作为鉴别要点。此外，还需要通过反复大量的鉴别实践，才能具备扎实的经验鉴别能力。

本实验可按2～4名学生进行分组，以小组为单位，对提供的各组易混淆饮片进行认真、细致地观察，记录主要性状鉴别特征，比较同组药材之间的差异，讨论并总结出易混淆饮片的鉴别要点。以第1组为例，饮片颜色多为白色或类白色，由于颜色相近，初学者常不易区分。可通过进一步比较各药材在质地、断面、气味等方面的具体特征，发现各饮片之间细节上的特征差异，作为准确鉴别的依据。对各药材的性状特征进行比较，总结鉴别要点见表21–1。

表21-1　第1组饮片的性状特征比较

药材	质地	断面特征	气、味
白芍	角质	类白色或微带棕红色，形成层环明显，放射状纹理	气微，味微苦、酸
白及	角质，质坚硬	多有2~3个爪状分枝，点状维管束	味苦、嚼之有黏性
白芷	粉性	形成层环棕色，近圆形或近方形，皮部散有棕色小点	有特异香气，味辛
山药	粉性，质坚脆	点状维管束	气微，味淡、微酸
防己	粉性，质坚实	有排列较稀疏的放射状纹理，形成车轮纹	气微，味苦
茯苓	粉性、颗粒性	白色、淡红色或淡棕色，颗粒性	气微，味淡，嚼之粘牙
粉葛	粉性、纤维性	黄白色，粉性、纤维性	气微，味微甜
天花粉	粉性	黄色木质部小孔放射状	气微，味微苦

采用类似的方法，依次观察并总结各组易混淆饮片的鉴别特征。最后，在掌握各组饮片的鉴别特征和区别后，可遮盖饮片标签，以小组为单位，进行各组易混淆饮片的识别互测，检查学习掌握的情况。

实验报告 ●●●

逐一观察本实验各组饮片，列表记录性状鉴别特征，总结每组易混淆饮片区分的鉴别要点。

思考题 ●●●

在所学的全草类饮片中，选择你认为易混淆的一组药材，观察记录各药材的性状特征，并根据其性状的异同点进行鉴别。

实验二十二　未知中药材粉末及混合粉末的鉴别

实验目的与要求 •••

综合应用所学显微鉴定和理化鉴定技术，解决对未知中药材粉末及混合粉末进行鉴别的问题。

实验仪器与试剂 •••

1. **仪器**　生物显微镜、酒精灯、水浴锅、索氏提取器、薄层板、展开缸、层析滤纸。

2. **试剂**　水合氯醛试液、稀甘油试液、斯氏液、乙醇、乙醚、三氯甲烷、水合氯醛、正丁醇、甘油、甲醇、浓盐酸、浓氨水、草酸、醋酸、醋酸铅、碘化汞钾、碘化铋钾、碘-碘化钾试液、硫酸、镁粉、蒸馏水、α-萘酚试液、Dragendorff 试剂等。

3. **材料**　黄芩、大黄、黄柏、肉桂、黄连、人参、甘草、川贝母、天麻、茯苓、金银花、红花、洋金花、薄荷、麻黄未知药材粉末，以及由其中 3 种药材组成的混合粉末。

实验内容 •••

每位同学随机分得某种未知药材粉末和由 3 种药材组成的混合粉末，可参考如下实验流程（图 22-1），自行设计实验内容。

1. 取粉末适量，置于载玻片上，分别滴加甘油醋酸试液、水合氯醛试液或其他试液，制作粉末临时装片，在显微镜下观察组织和细胞特征。

2. 根据化学试剂与中药中的化学成分产生特殊的颜色或沉淀，对粉末进行检测，确定粉末中含有的化学成分类型。

3. 综合显微鉴定和理化鉴定的具体实验条件和结果，查阅《中国药典》等工具书及参考文献，分析确定粉末的药材组成。

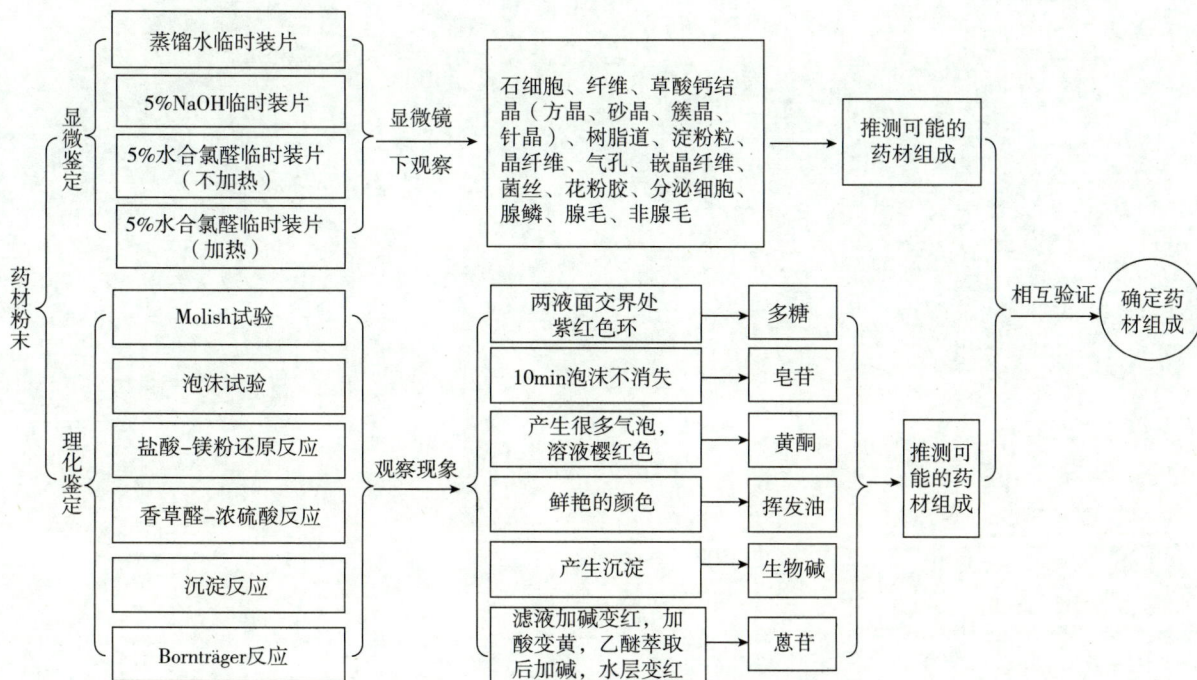

图 22-1　混合粉末的显微鉴定及理化鉴定流程

实验报告 ●●●

1. 以流程图形式记录鉴别操作的条件和观察到的实验结果。
2. 绘制粉末显微鉴别特征图。
3. 观察并记录理化鉴别的反应现象，推测其含有成分的化学类型和原理。

思考题 ●●●

1. 粉末显微鉴别临时装片时应注意哪些问题？
2. 中药的理化鉴别方法有哪些？
3. 如何鉴别含有生物碱、黄酮苷、皂苷、强心苷的药材？

实验二十三 含金银花制剂的混伪品投料鉴别

影响中成药质量的因素很多，包括从药材种植到饮片炮制、制剂加工，再到库存管理、临床使用的任何环节都会影响中成药的质量。其中是否使用合格中药饮片投料是影响中成药质量的重要因素。近年抽检发现，有个别中成药存在使用替代品或掺伪品投料的问题。如使用南五味子代替五味子投料，使用山麦冬代替麦冬投料，使用理枣仁代替酸枣仁投料，使用三七茎叶代替三七投料，使用山银花代替金银花投料，使用掺有松香的乳香、没药投料等。由于中成药的复杂性以及质量标准的相对局限性，个别中成药品种存在的混伪品投料问题不能被发现，还需要开展标准检验以外的探索性研究。探索性研究以潜在问题为导向，以先进技术和方法为工具，研究与安全性、有效性、真实性和质量一致性相关的问题。

金银花和山银花为常用中药品种，均为忍冬科植物。在2005版《中国药典》之前为同一品种，从2010版《中国药典》开始将山银花从金银花中分列出来，作为单列品种。二者性状特征较为相似，但市场价格相差较大。在药检部门的监督检验工作中发现，个别企业为降低生产成本，采用成本价更低的山银花替代金银花投料，如部分批次金银花糖浆发现山银花掺伪。建立针对含金银花制剂的山银花掺伪投料鉴定方法，将有效提高制剂中金银花投料的规范性。

实验目的与要求 ●●●

综合应用所学鉴定技术，探索对中成药中的投料掺伪问题的鉴别。

实验仪器、试剂及材料 ●●●

1. **材料** 市售金银花糖浆、金银花、山银花（灰毡毛忍冬花蕾）、自制金银花掺山银花的混合品。

2. **仪器和试剂** 学生可根据实验设计选用开放实验室的仪器和试剂。

实验内容 ●●●

1. **分组与布置任务** 根据实际人数，按照每组2～4名学生进行分组，并推荐组长负责整个设计性实验的实施。

2. **文献查阅与资料整理** 每个小组在实验前根据布置的任务，通过图书馆及网络资源查阅实验的相关资料，并对资料进行讨论整理，结合实验室的实验条件，对开展实验研究所需要的一切设备，实验材料和实验时间等进行评估。

3. **小组实验方案设计** 根据实验课时的安排分组讨论，并制定出具体的实验方案。详细的实验方案应包括实验目的，实验内容，实验条件所需仪器，试剂名称和实验方法。

4. **教师对实验方案审阅** 学生独立完成设计方案后，教师对实验方案进行审阅，并指出实验方案中的不足，指导学生对自己的方案进行修改和完善，最后每个实验组形成完善的实验方案。

5. **实验方案的实施** 学生严格遵守实验操作规范及有关规章制度，在实验教师帮助下做好各项实验准备，实验过程中要求学生规范操作。

实验报告 ●●●

撰写实验报告，包括实验的原理，实验方法及结果。可进一步查阅资料，讨论和分析实验结果，并进行全面总结。

思考题 •••

　　如果不考虑实验条件和实验时间，你还能采用什么方法来鉴别中成药中金银花投料掺山银花的问题？

附录　彩图

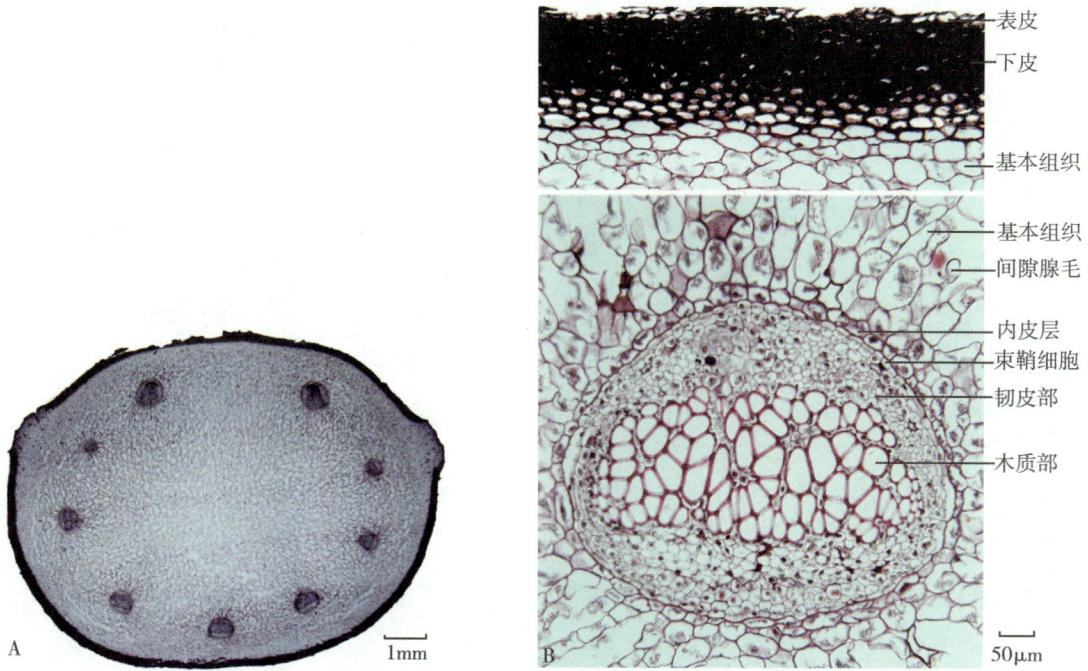

A.
B.

图1-2　绵马贯众（*Dryopteris crassirhizoma* 叶柄基部）

A.叶柄基部横切面；B.一个周韧维管束放大

（图1-2 B标注）
表皮
下皮
基本组织
基本组织
间隙腺毛
内皮层
束鞘细胞
韧皮部
木质部

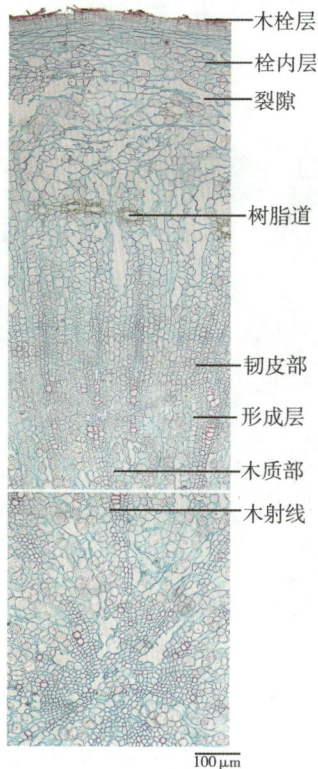

（图1-3标注）
木栓层
栓内层
裂隙
树脂道
韧皮部
形成层
木质部
木射线

图1-3　人参（*Panax ginseng* 根）横切面

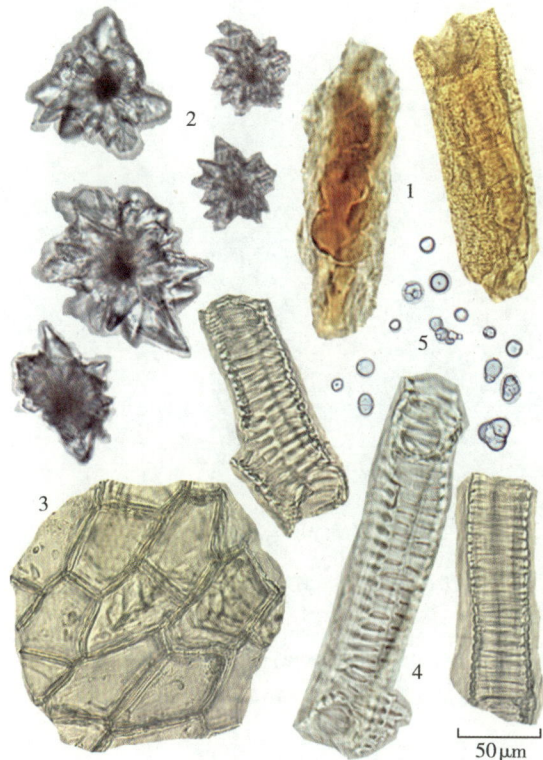

图1-4　人参（*Panax ginseng* 根）粉末

1.树脂道碎片；2.草酸钙簇晶；3.木栓细胞；4.导管；5.淀粉粒

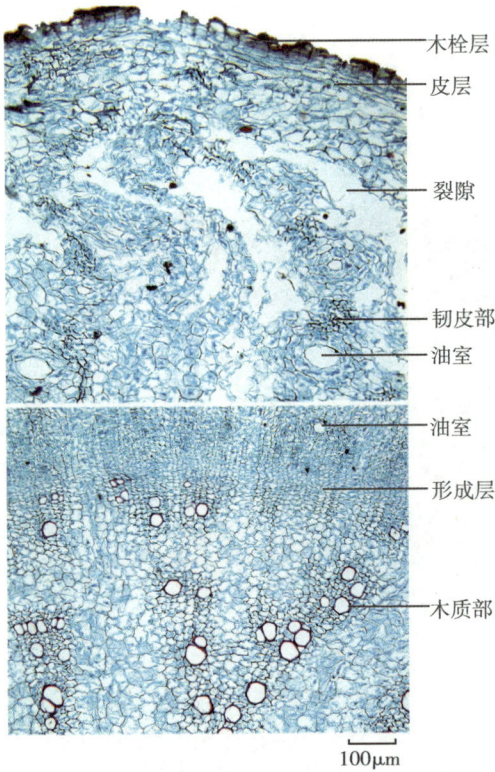

100μm

图1-5 当归（*Angelica sinensis* 根）横切面

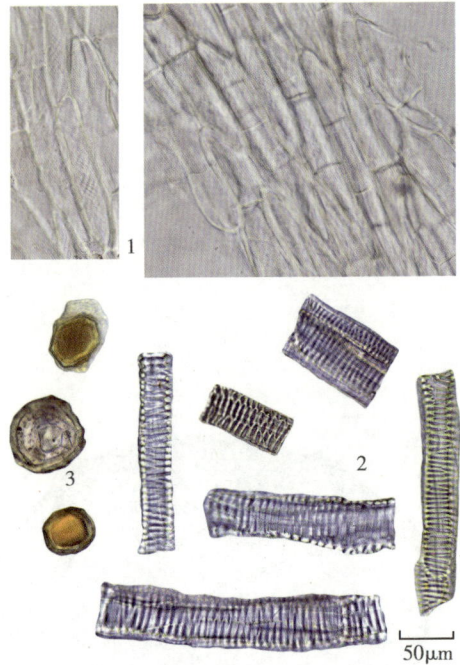

50μm

图1-6 当归（*Angelica sinensis* 根）粉末

1.韧皮薄壁细胞；2.导管；3.油室

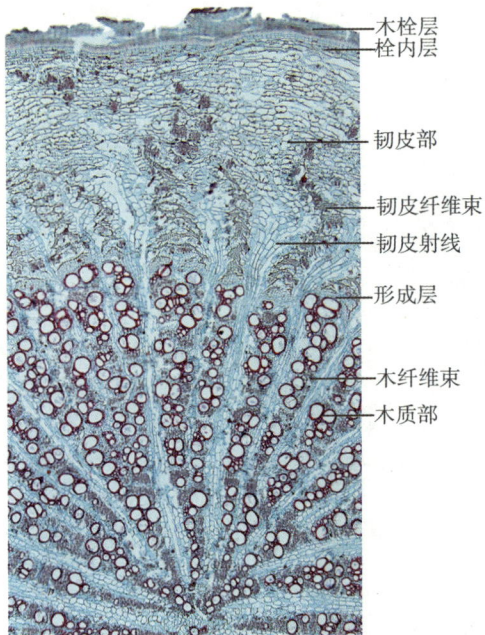

图1-7 甘草（*Glycyrrhiza uralensis* 根）横切面

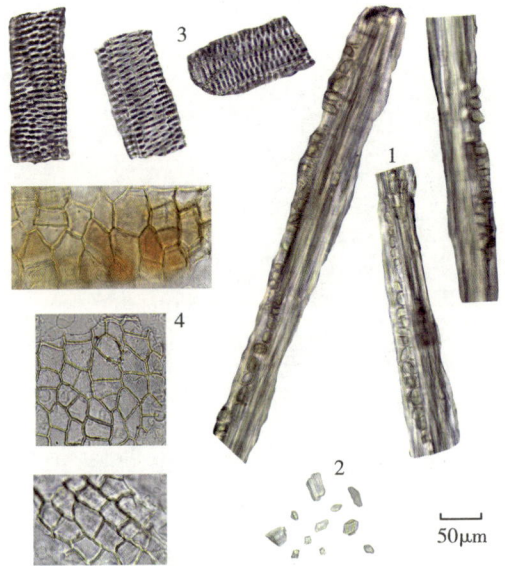

50μm

图1-8 甘草（*Glycyrrhiza uralensis* 根）粉末

1.晶纤维；2.草酸钙方晶；3.导管；4.木栓细胞

当归图1-5标注：木栓层、皮层、裂隙、韧皮部、油室、油室、形成层、木质部

甘草图1-7标注：木栓层、栓内层、韧皮部、韧皮纤维束、韧皮射线、形成层、木纤维束、木质部

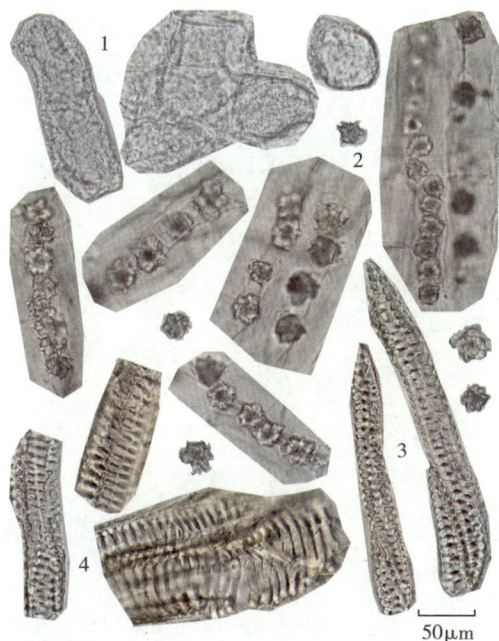

图 1-9 白芍（*Paeonia lactiflora* 根）粉末

1.含糊化淀粉粒细胞；2.草酸钙簇晶；3.木纤维；4.导管

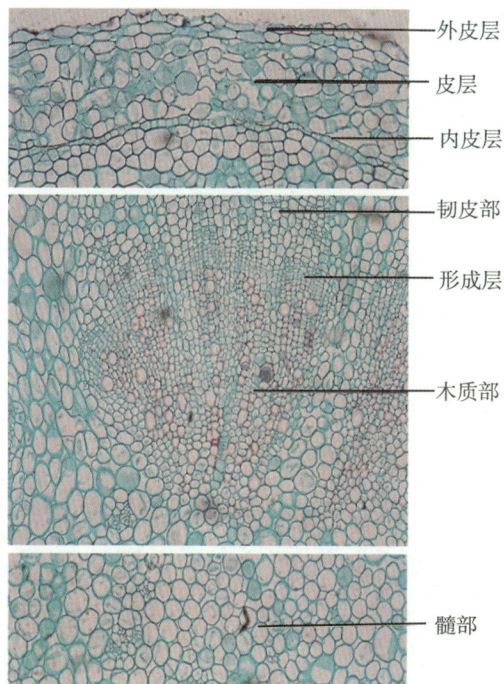

外皮层
皮层
内皮层
韧皮部
形成层
木质部
髓部

图 2-1 龙胆（*Gentiana manshurica* 根茎）横切面

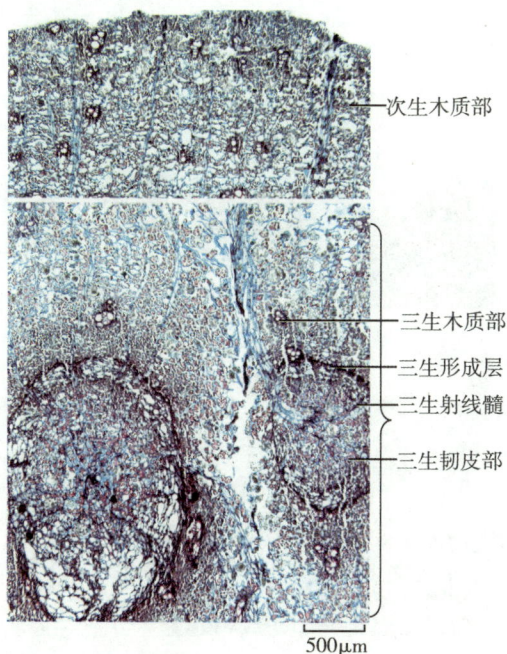

次生木质部
三生木质部
三生形成层
三生射线髓
三生韧皮部

图 2-2 大黄（*Rheum palmatum* 根茎）横切面

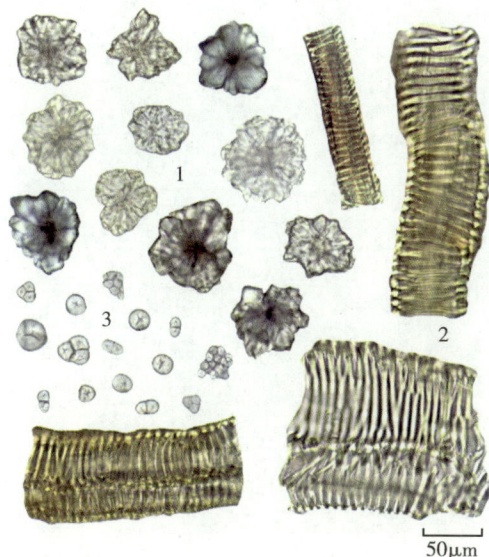

图 2-3 大黄（*Rheum palmatum* 根茎）粉末

1.草酸钙簇晶；2.导管；3.淀粉粒

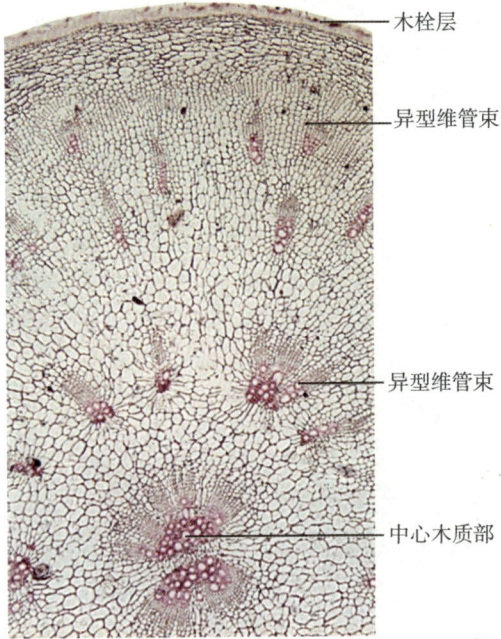

图2-4　牛膝（*Achyranthes bidentata*根）横切面

左图标注（从上到下）：
木栓层
异型维管束
异型维管束
中心木质部

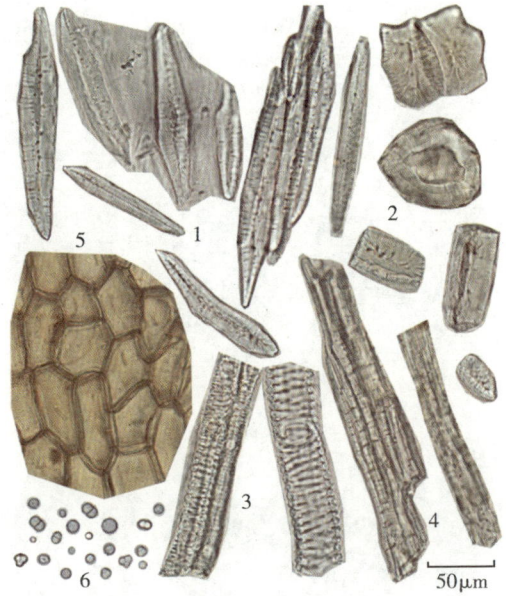

图2-5　黄芩（*Scutellaria baicalensis*根）粉末

1.韧皮纤维；2.石细胞；3.导管；4.木纤维；
5.木栓细胞；6.淀粉粒

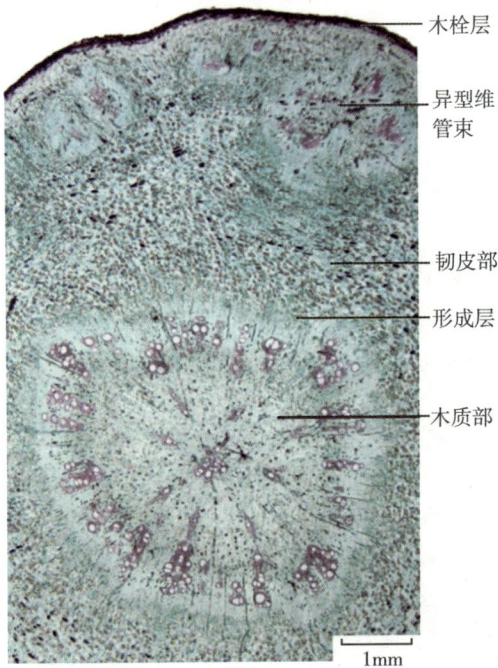

图2-6　何首乌（*Polygonum multiflorum*块根）横切面

左图标注（从上到下）：
木栓层
异型维管束
韧皮部
形成层
木质部

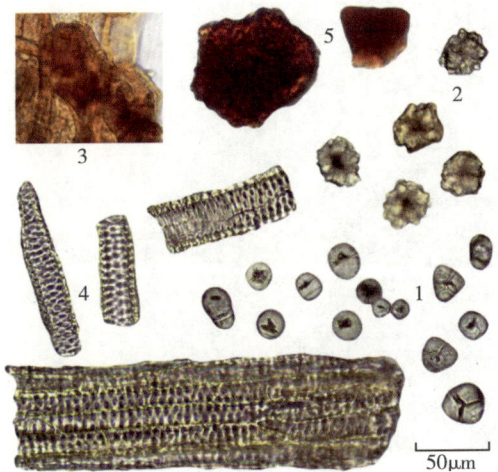

图2-7　何首乌（*Polygonum multiflorum*块根）粉末

1.淀粉粒；2.草酸钙簇晶；3.棕色细胞；
4.具缘纹孔导管；5.棕色块

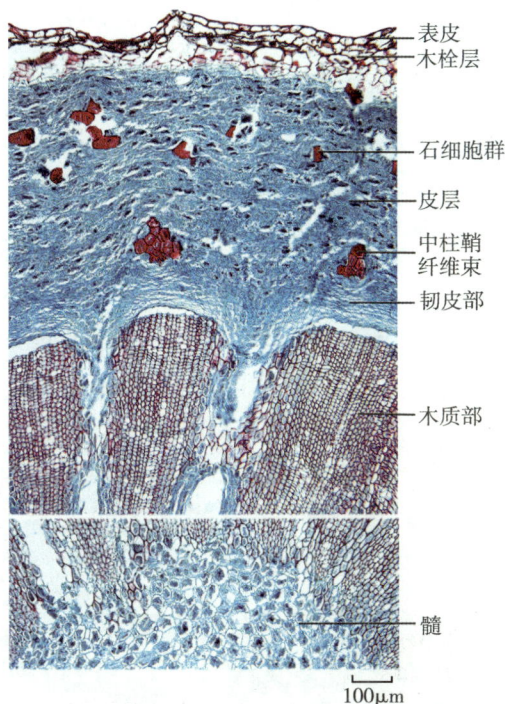

图3-1　黄连（*Coptis chinensis* 根茎）横切面

表皮
木栓层
石细胞群
皮层
中柱鞘纤维束
韧皮部
木质部
髓
100μm

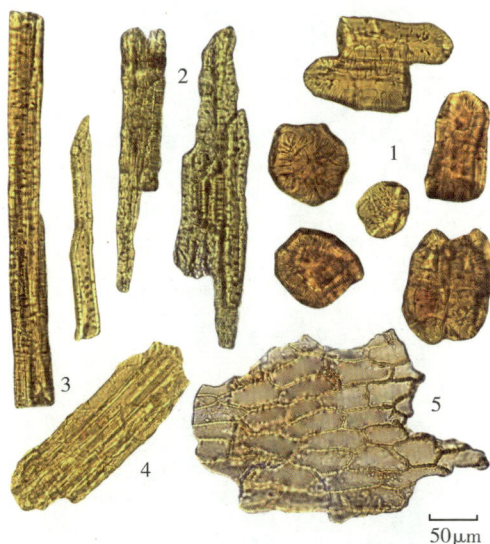

图3-2　黄连（*Coptis chinensis* 根茎）粉末

1.石细胞；2.韧皮纤维；3.木纤维；
4.木薄壁细胞；5.木栓细胞

50μm

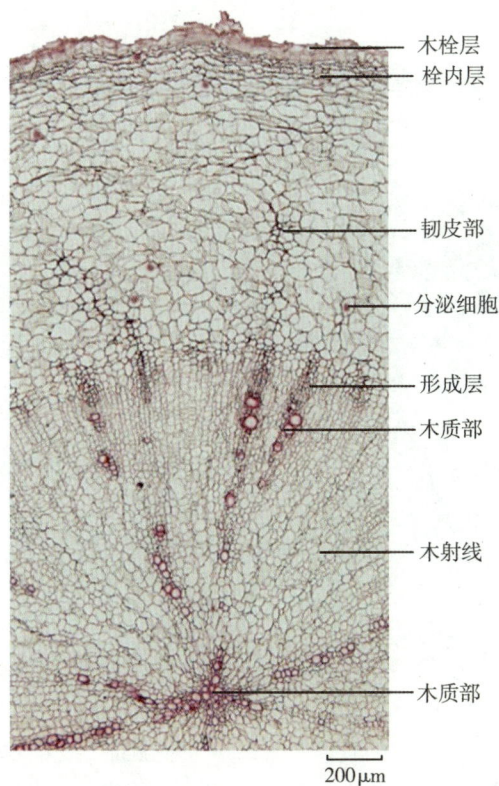

图3-3　地黄（*Rehmannia glutinosa* 块根）横切面

木栓层
栓内层
韧皮部
分泌细胞
形成层
木质部
木射线
木质部
200μm

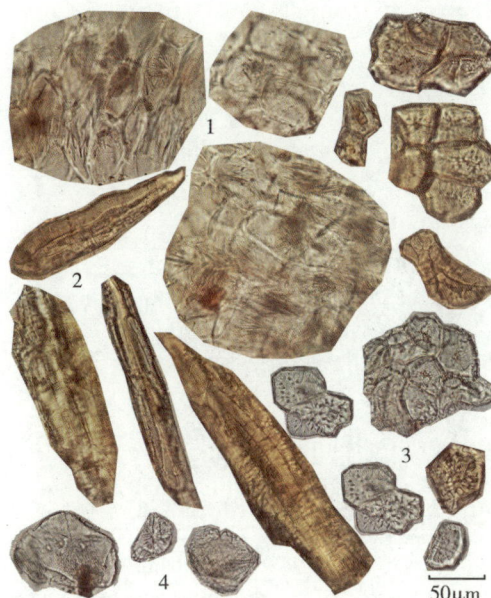

图3-4　苍术（*Atractylodes lancea* 根茎）粉末

1.草酸钙针晶；2.纤维；3.石细胞；4.菊糖

50μm

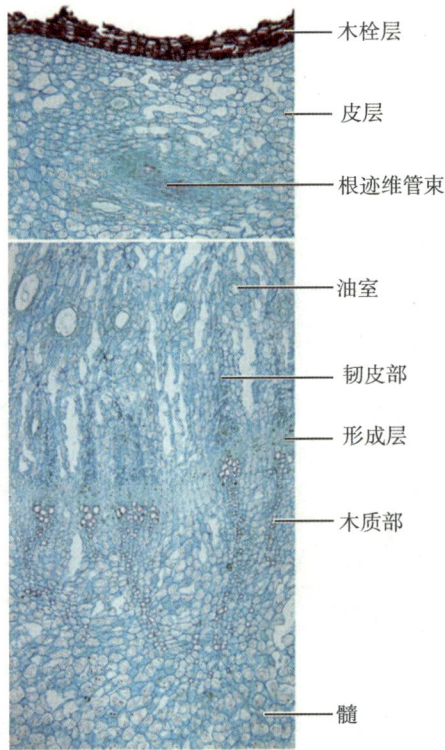

图3-5 川芎（*Ligusticum chuanxiong* 根茎）横切面

木栓层
皮层
根迹维管束
油室
韧皮部
形成层
木质部
髓

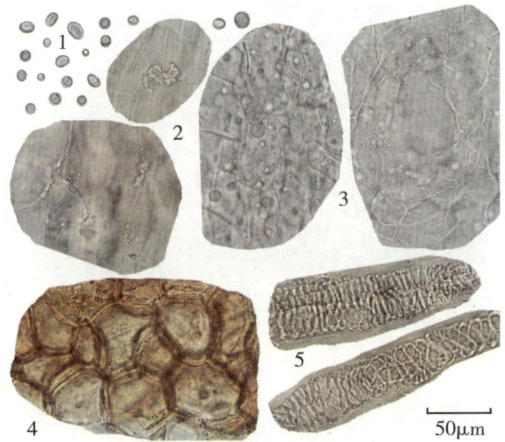

图3-6 川芎（*Ligusticum chuanxiong* 根茎）粉末

1.淀粉粒；2.草酸钙晶体；3.油室碎片；
4.木栓细胞；5.导管

50μm

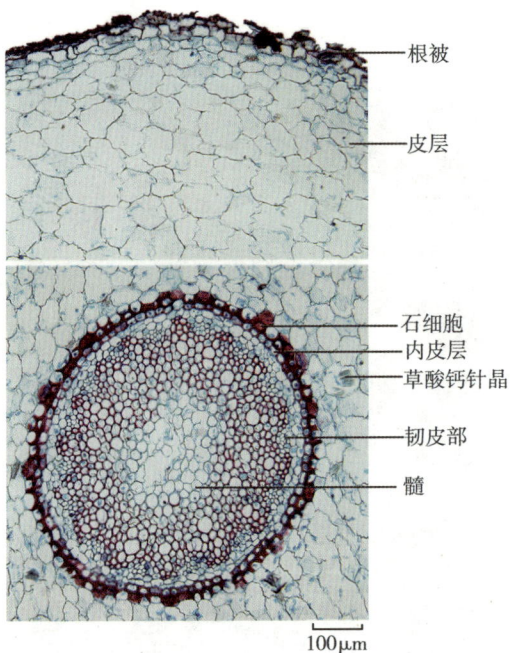

图4-1 麦冬（*Ophiopogon japonicus* 块根）横切面

根被
皮层
石细胞
内皮层
草酸钙针晶
韧皮部
髓

100μm

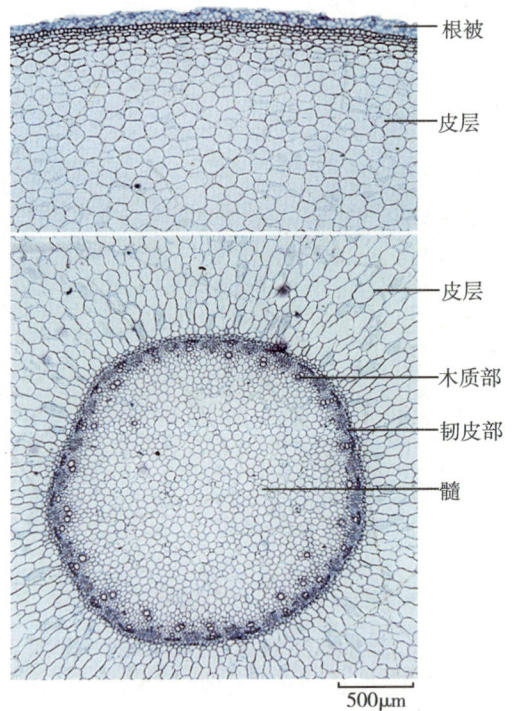

图4-2 百部（*Stemona sessilifolia* 块根）横切面

根被
皮层
皮层
木质部
韧皮部
髓

500μm

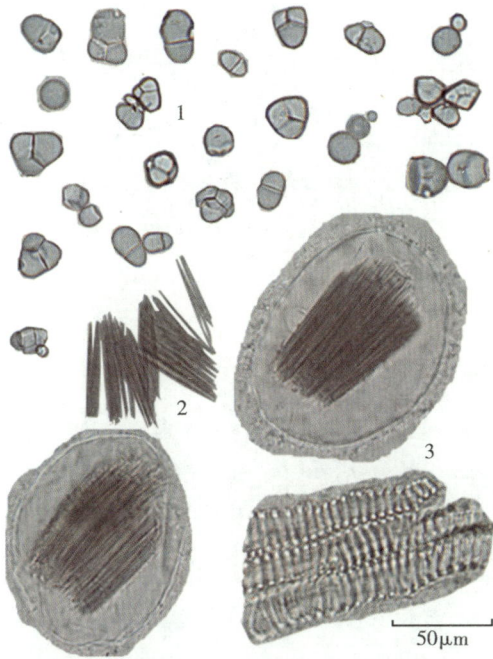

图4-3　半夏（*Pinellia ternata*块茎）粉末

1.淀粉粒；2.草酸钙针晶；3.导管

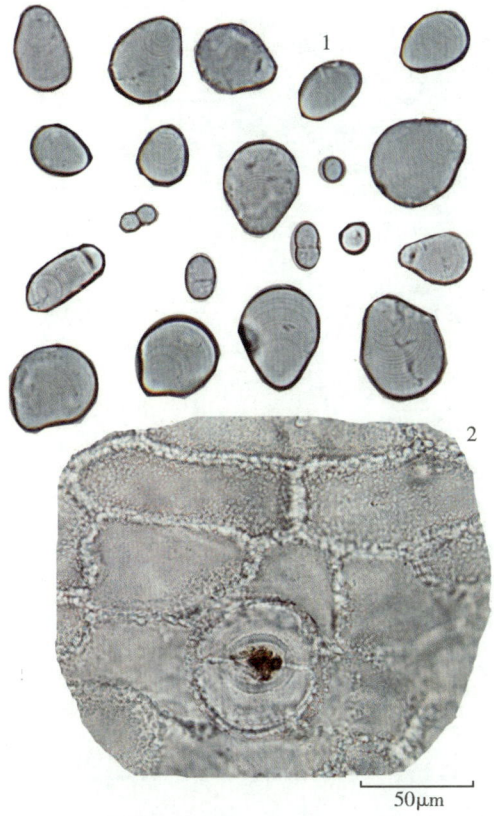

图4-4　浙贝母（*Fritillaria thunbergii*鳞茎）粉末

1.淀粉粒；2.表皮细胞及气孔

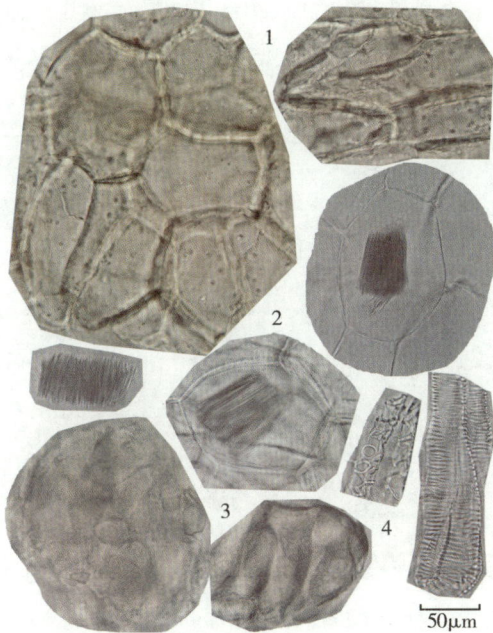

图4-5　天麻（*Gastrodia elata*块茎）粉末

1.厚壁细胞；2.草酸钙针晶；

3.含糊化多糖类物的薄壁细胞；4.导管

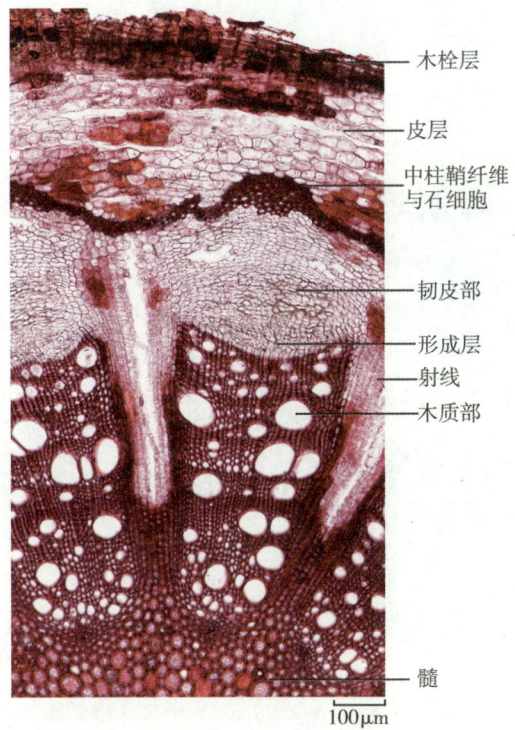

图5-1　木通（*Akebia quinata*藤茎）横切面

木栓层

皮层

中柱鞘纤维
与石细胞

韧皮部

形成层

射线

木质部

髓

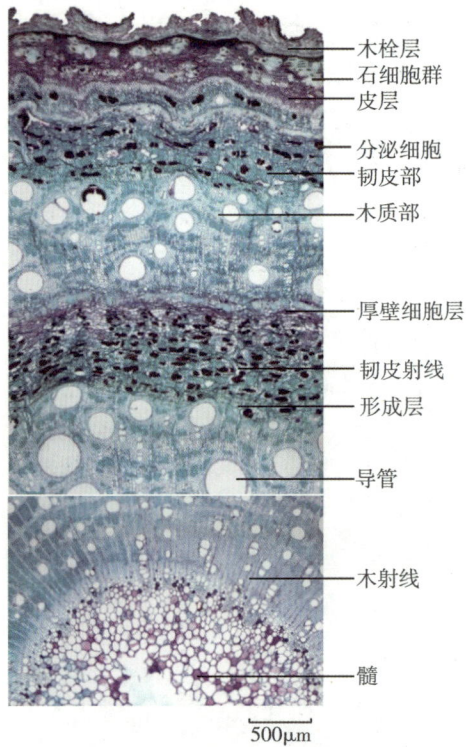

图5-2　鸡血藤（*Spatholobus suberectus* 藤茎）横切面

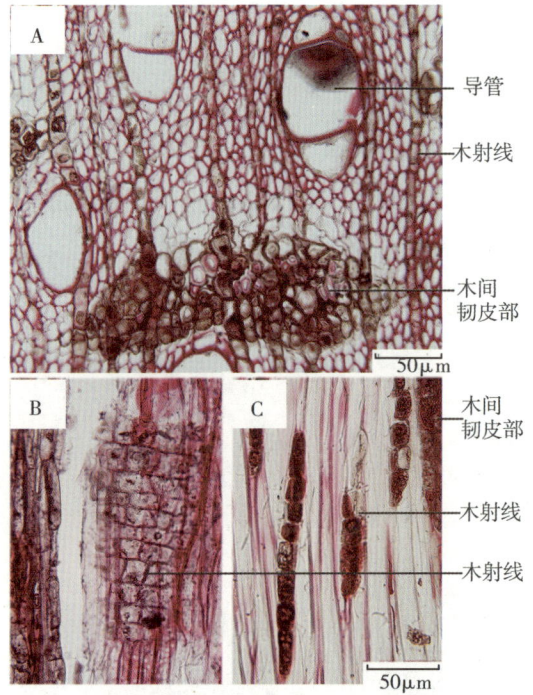

图5-3　沉香（*Aquilaria sinensis* 含树脂木材）三切面

A. 横切面；B. 径向纵切面；C. 切向纵切面

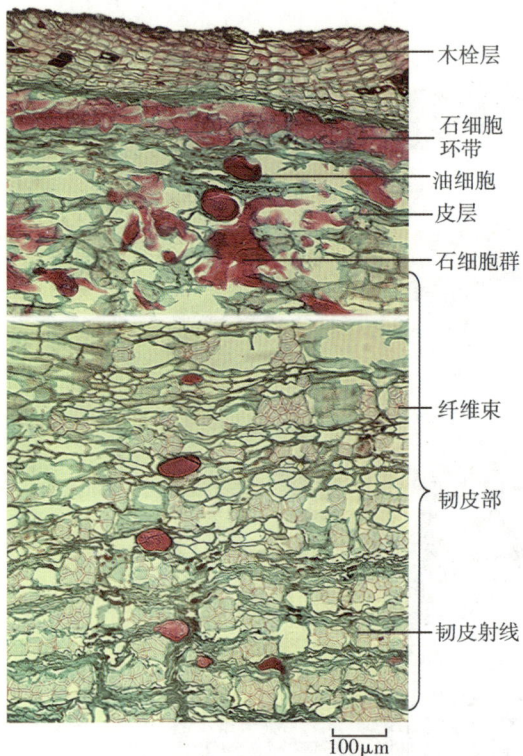

图6-1　厚朴（*Magnolia officinalis* 干皮）横切面

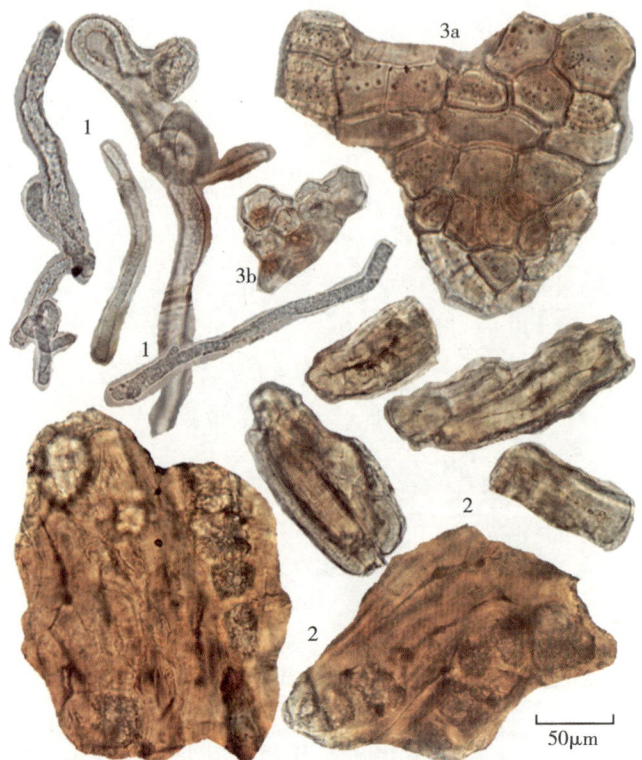

图6-2　杜仲（*Eucommia ulmoides* 树皮）粉末

1. 橡胶丝；2. 石细胞及橡胶团块；

3. 木栓细胞（a. 表面观　b. 侧面观）

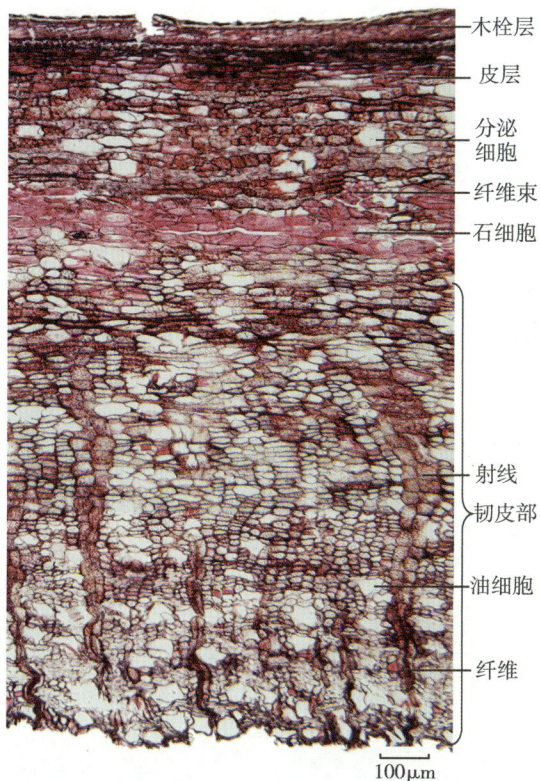

图6-3　肉桂（*Cinnamomum cassia* 树皮）横切面

木栓层
皮层
分泌细胞
纤维束
石细胞
射线
韧皮部
油细胞
纤维
100μm

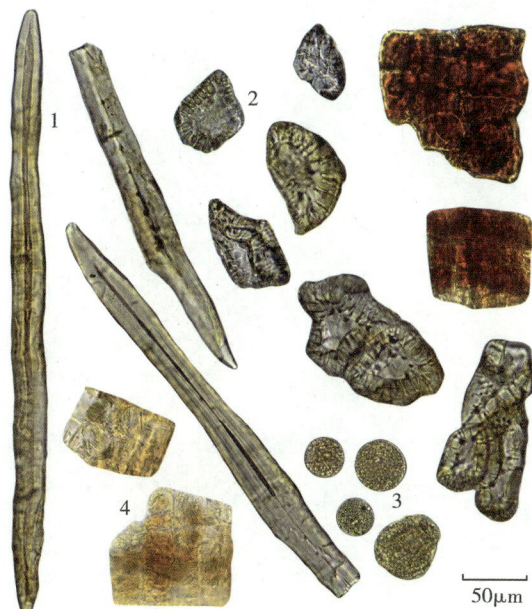

图6-4　肉桂（*Cinnamomum cassia* 树皮）粉末

1.纤维；2.石细胞；3.油细胞；4.草酸钙针晶

50μm

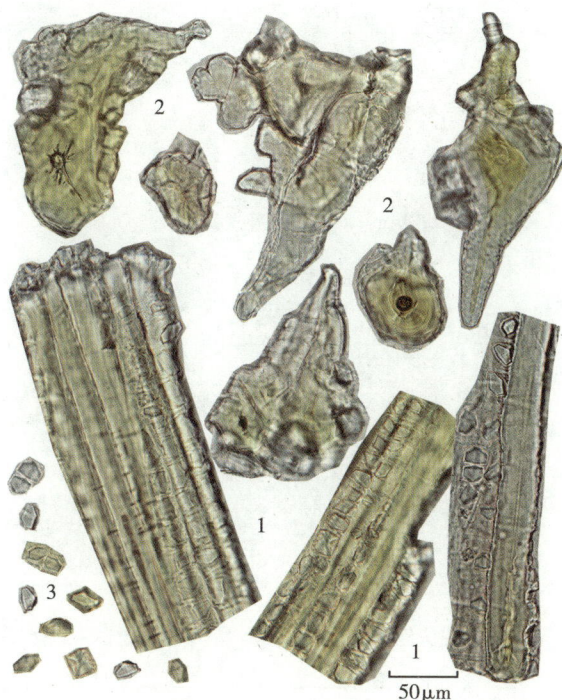

图6-5　黄柏（*Phellodendron chinense* 树皮）粉末

1.晶鞘纤维；2.石细胞；3.草酸钙方晶

50μm

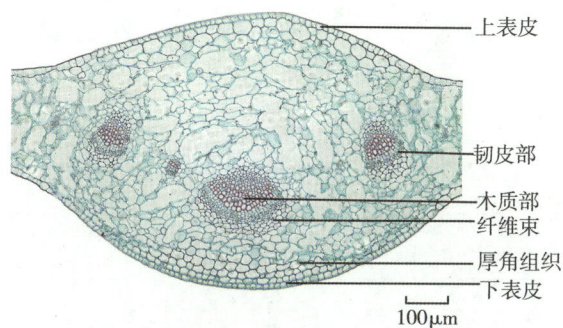

图7-1　大青叶（*Isatis indigotica* 叶）横切面

上表皮
韧皮部
木质部
纤维束
厚角组织
下表皮
100μm

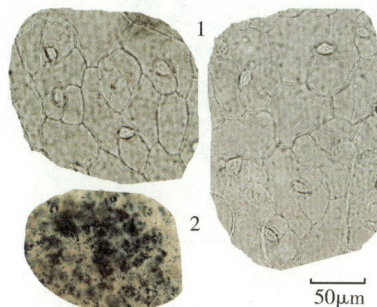

图7-2　大青叶（*Isatis indigotica* 叶）粉末

1.叶下表皮细胞；2.叶肉细胞含靛蓝结晶

50μm

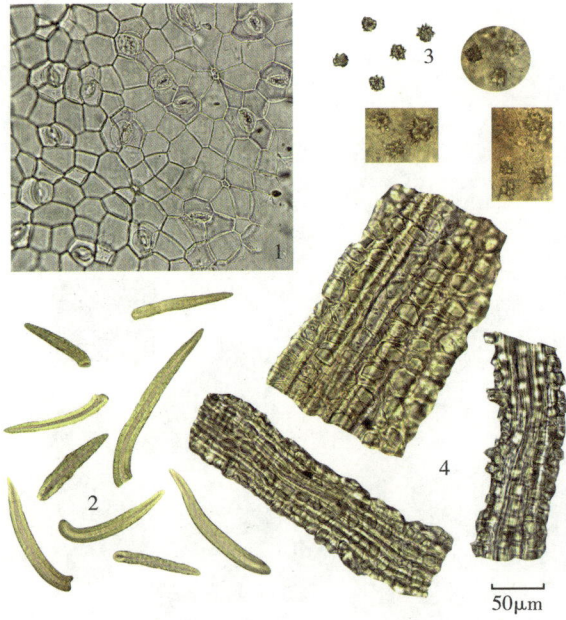

图7-3 番泻叶（*Cassia angustifolia* 叶）粉末

1.表皮细胞及平轴式气孔；2.非腺毛；
3.草酸钙簇晶；4.晶纤维

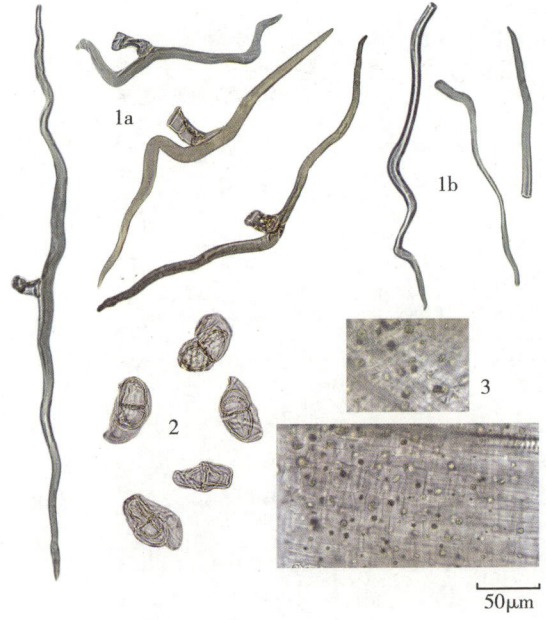

图7-4 艾叶（*Artemisia argyi* 叶）粉末

1.非腺毛（a.T形毛；b.单列性非腺毛）；2.腺毛；
3.草酸钙簇晶

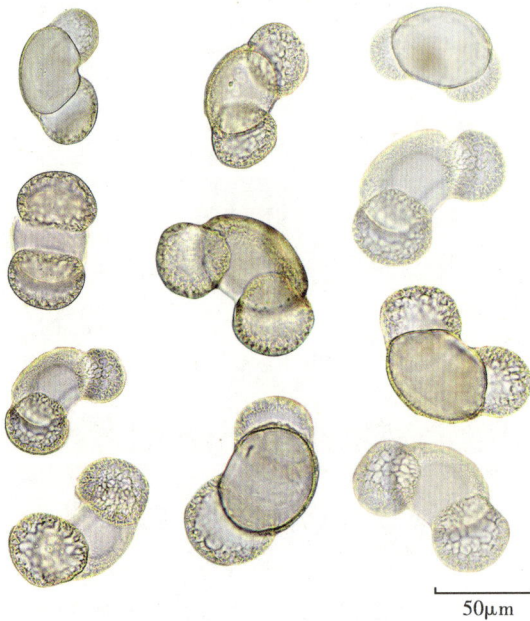

图8-1 松花粉（*Pinus massoniana* 花粉）粉末

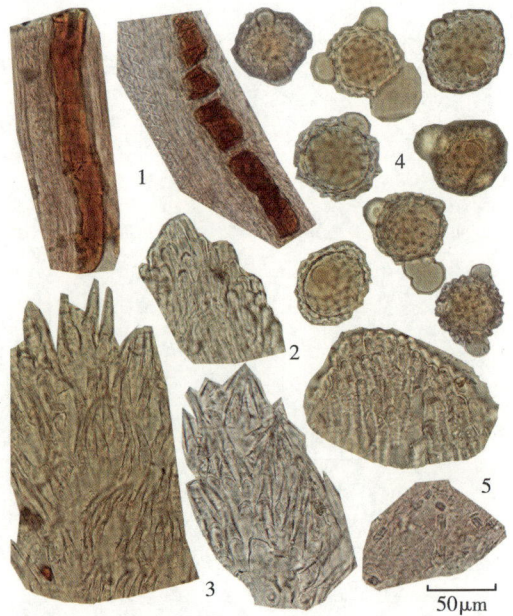

图8-2 红花（*Carthamus tinctorius* 管状花）粉末

1.分泌细胞；2.花冠裂片顶端表皮细胞；
3.柱头及花柱表皮细胞；4.花粉粒；5.草酸钙方晶

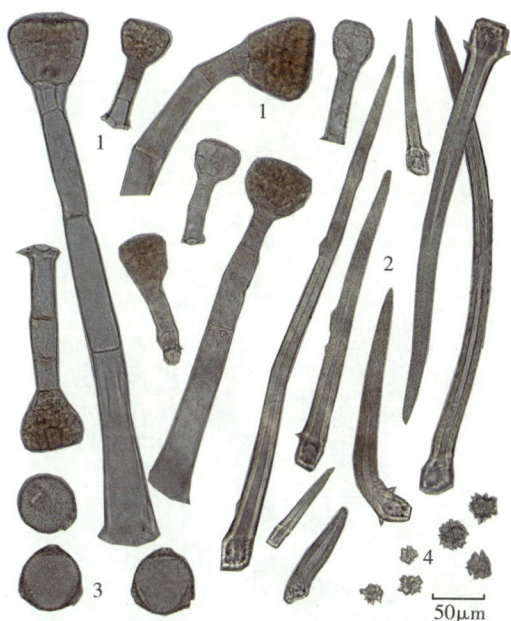

图8-3　金银花（*Lonicera japonica*花蕾）表面观

1.腺毛；2.非腺毛；3.花粉粒；4.草酸钙簇晶

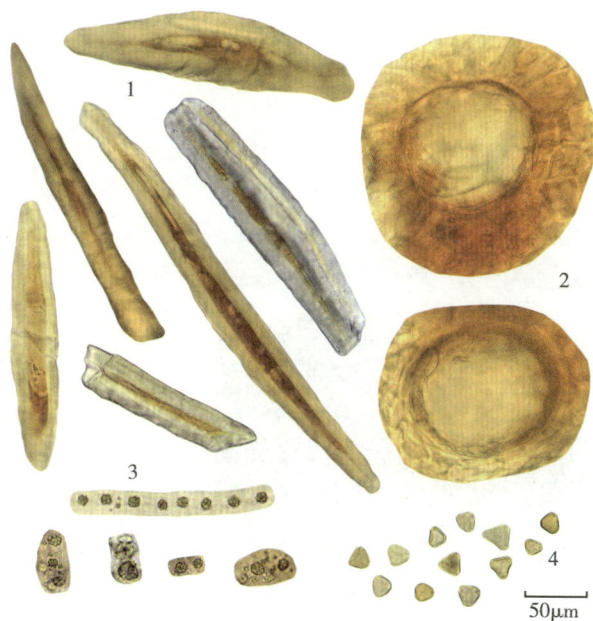

图8-4　丁香（*Eugenia caryophyllata*花蕾）粉末

1.纤维；2.油室；3.草酸钙簇晶；4.花粉粒

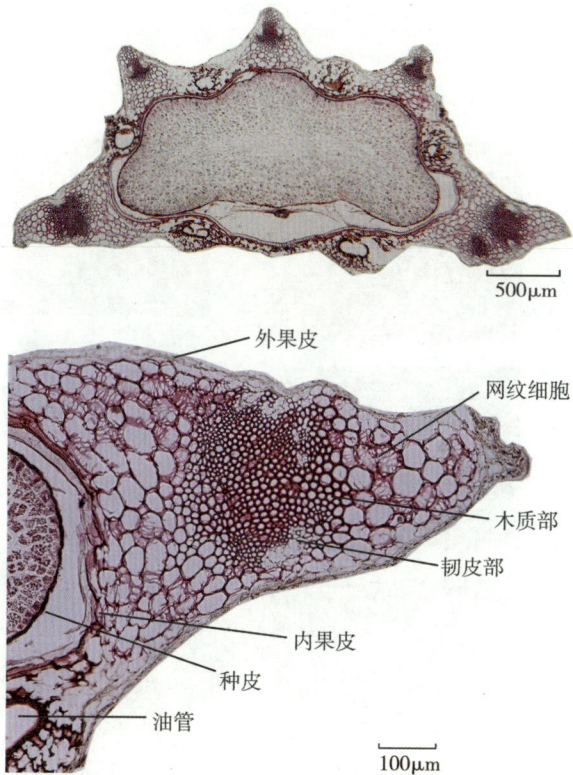

外果皮　网纹细胞　木质部　韧皮部　内果皮　种皮　油管

图9-1　小茴香（*Foeniculum vulgare*果实）横切面

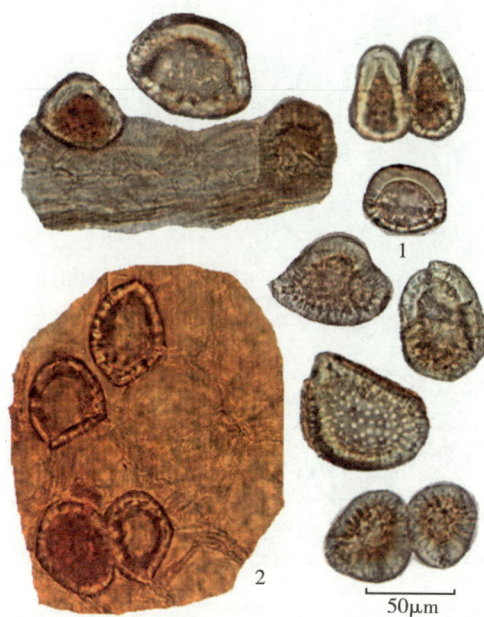

图9-2　苦杏仁粉末

1.石细胞；2.种皮外表皮薄壁细胞

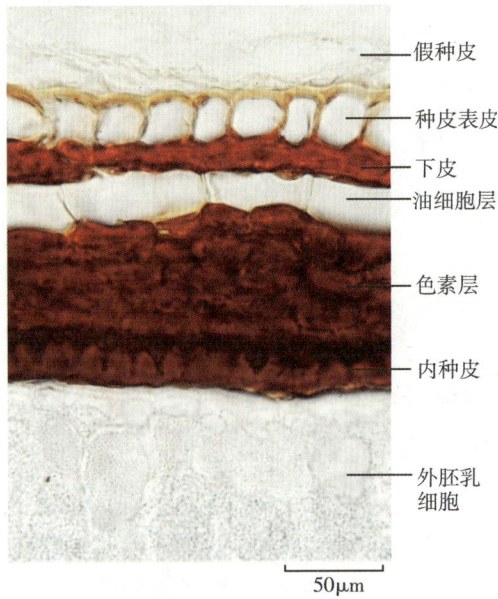

图9-3 阳春砂（*Amomum villosum* 种子）横切面

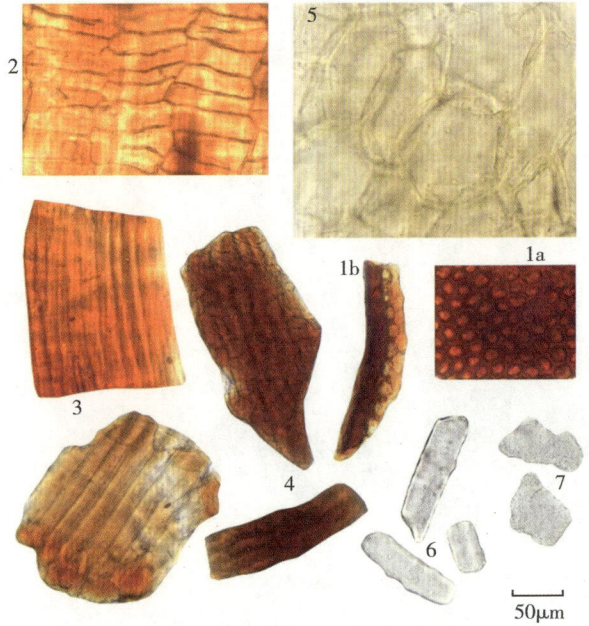

图9-4 阳春砂（*Amomum villosum* 种子）粉末

1.内种皮厚壁细胞（a.表面观，b.侧面观）；2.种皮表皮细胞；
3.下皮细胞；4.色素层细胞；5.油细胞；
6.外胚乳细胞；7.内胚乳细胞

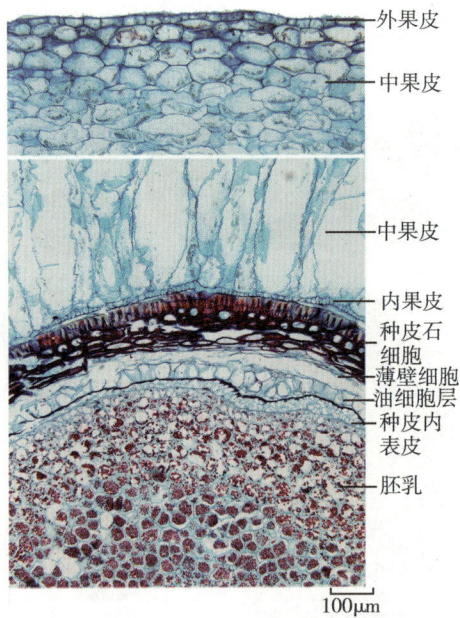

图9-5 五味子（*Schisandra chinensis* 果实）横切面

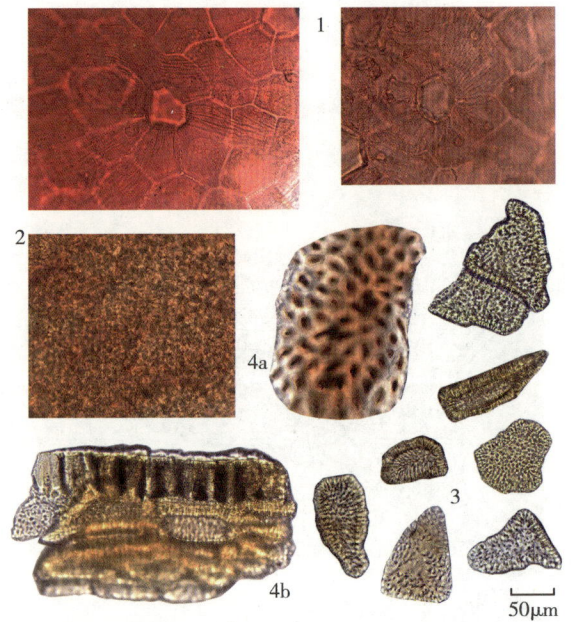

图9-6 五味子（*Schisandra chinensis* 果实）粉末

1.果皮表皮细胞；2.中果皮细胞；3.种皮内层石细胞；
4.种皮表皮石细胞（a.表面观 b.断面观）

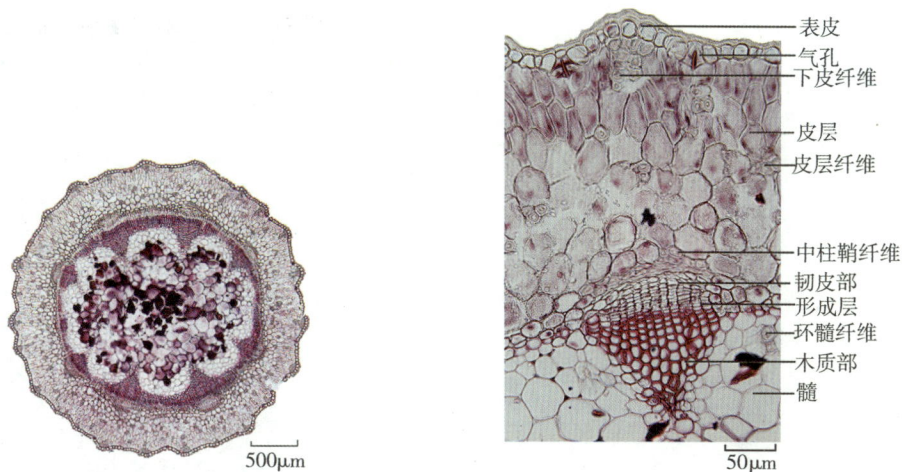

图 10-1　麻黄（*Ephedra sinica* 茎）横切面

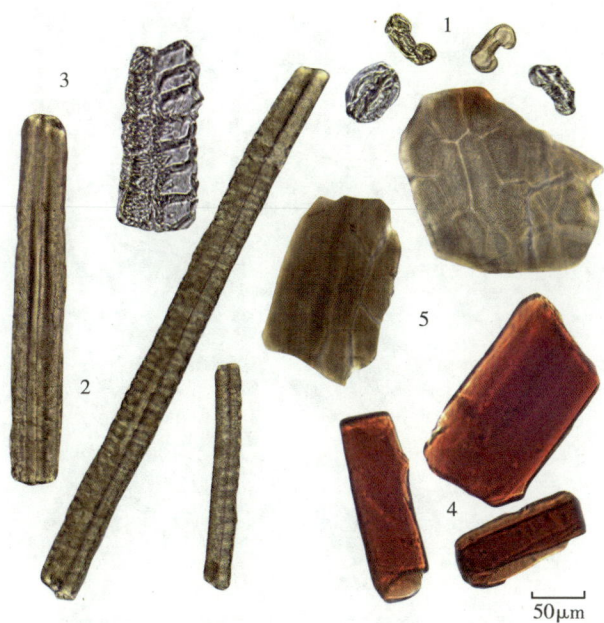

图 10-2　麻黄（*Ephedra sinica* 茎）粉末

1. 气孔；2. 纤维上附小晶体；3. 角质层突起部分；
4. 棕色块；5. 表皮组织碎片

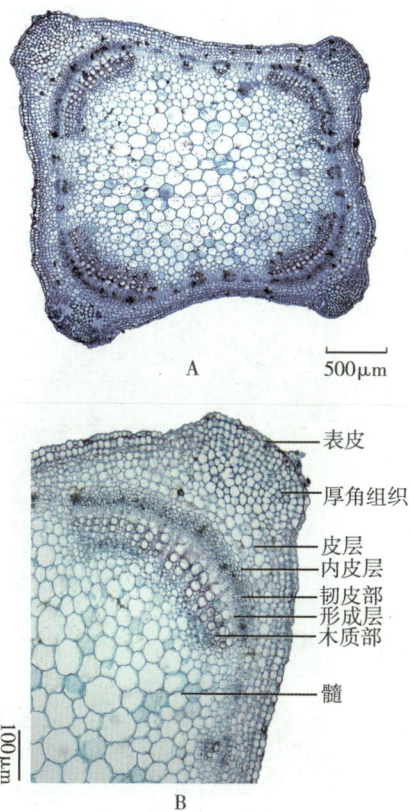

图 10-3　薄荷（*Mentha canadensis* 茎）横切面

A. 横切面全图；B. 局部放大图

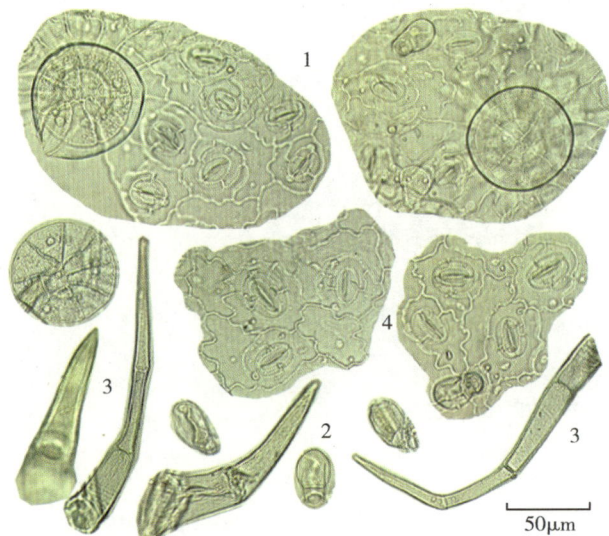

图10-4　薄荷（*Mentha canadensis* 叶）粉末

1.表皮细胞及腺鳞；2.小腺毛；3.非腺毛；4.下表皮细胞及气孔

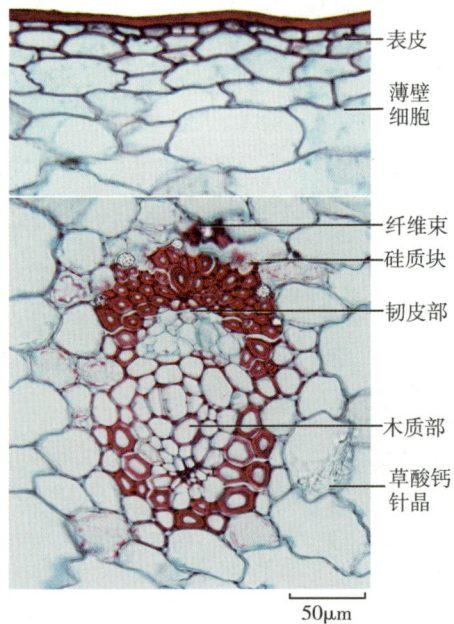

图10-5　石斛（*Dendrobium nobile* 茎）横切面

表皮
薄壁细胞
纤维束
硅质块
韧皮部
木质部
草酸钙针晶

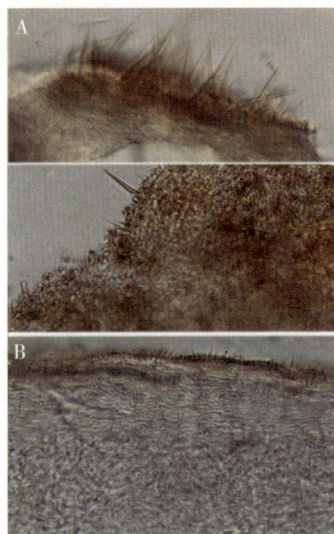

图11-1　冬虫夏草（*Cordyceps sinensis* 虫体）显微特征

A.虫体表面观；B.虫体断面观

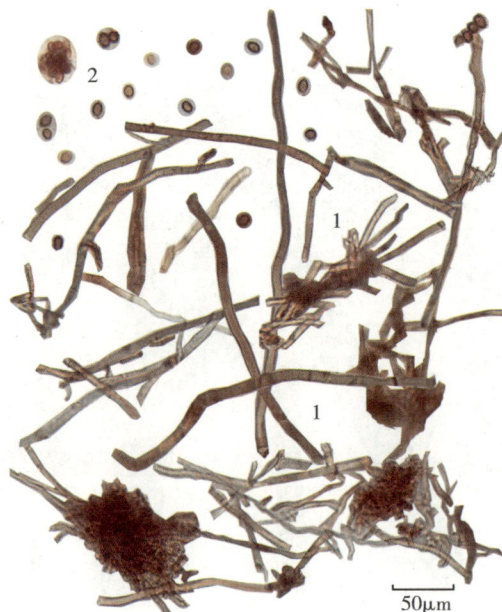

图11-2　灵芝（*Ganoderma lucidum* 子实体）粉末

1.菌丝；2.孢子

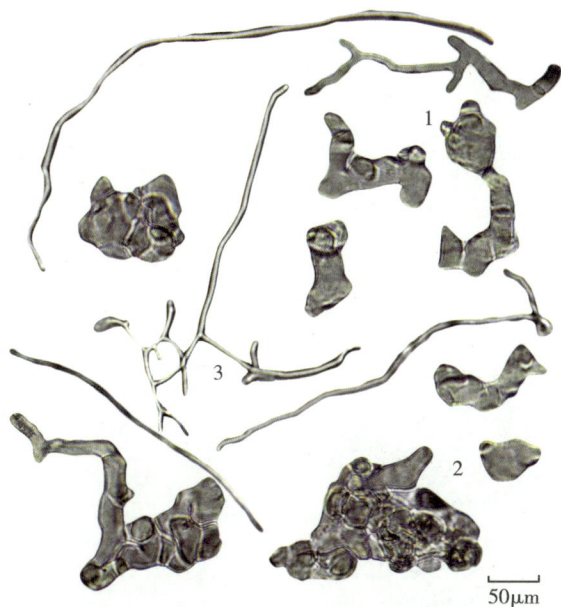

图11-3 茯苓（*Poria cocos* 菌核）粉末

1.分枝状团块；2.颗粒状团块；3.菌丝

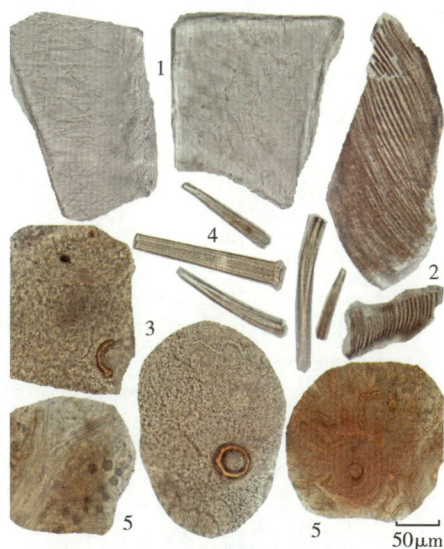

图12-1 僵蚕粉末

1.菌丝体；2.气管碎片；3.表皮；4.刚毛；
5.桑叶组织（叶肉组织、草酸钙簇晶、钟乳体）

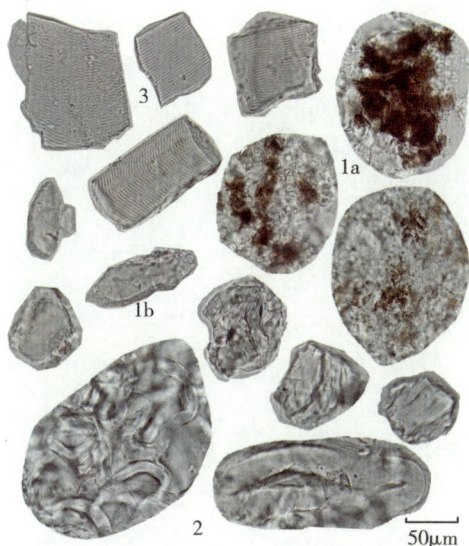

图12-2 海马（*Hippocampus* 全体）粉末

1.横纹肌纤维（a.侧面观；b.断面观）；
2.胶原纤维；3.皮肤碎片

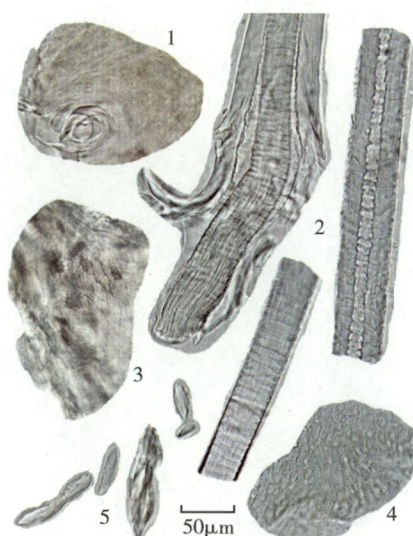

图12-3 鹿茸（*Cervus nippon* 幼角）粉末

1.表皮角质层；2.毛茸；3.骨碎片；
4.未骨化骨组织；5.角化梭形细胞